Michael Crichton wurde am 23. Oktober 1942 in Chicago geboren. Er absolvierte das Harvard College und die Harvard Medical School. Neben mehreren Filmen und Sachbüchern haben ihm vor allem seine Romane weltweiten Ruhm eingebracht. Crichtons Buch *Nippon Connection* machte in der Verfilmung mit Sean Connery international Furore. Sein Saurier-Schocker *Jurassic Park* (als *Dinopark* bei Knaur erschienen) wurde von Steven Spielberg in Szene gesetzt und gilt heute als der größte Kinoerfolg aller Zeiten. Sein letzter Bestseller *Enthüllung* wurde ebenfalls erfolgreich verfilmt.

Von Michael Crichton sind außerdem erschienen:
Andromeda (Band 3258)
DinoPark (Band 60221)
Nippon Connection (Band 60223)
Die ihre Toten essen (Band 60289)
Der große Eisenbahnraub (Band 60291)
Expedition Kongo (Band 60290)
Enthüllung (Band 60380)
Die Intrige (Band 60288)

Dieses Buch wurde auf chlor- und säurefreiem Papier gedruckt.

Deutsche Erstausgabe Oktober 1995
© 1995 für die deutschsprachige Ausgabe
Droemersche Verlagsanstalt Th. Knaur Nachf., München
Das Werk einschließlich aller seiner Teile ist urheberrechtlich geschützt.
Jede Verwertung außerhalb der engen Grenzen des Urheberrechts-
gesetzes ist ohne Zustimmung des Verlages unzulässig und strafbar.
Das gilt insbesondere für Vervielfältigungen, Übersetzungen,
Mikroverfilmungen und die Einspeicherung und Verarbeitung
in elektronischen Systemen.
Titel der Originalausgabe »Five Patients«
Copyright © 1970 by Centesis Corporation
Originalverlag Alfred A. Knopf, New York
Umschlaggestaltung Agentur Zero, München
Umschlagfoto IFA-Bilderteam/Weststock
Satz Franzis-Druck, München
Druck und Bindung Elsnerdruck, Berlin
Printed in Germany
ISBN 3-426-60469-8

2 4 5 3 1

Michael Crichton

FÜNF PATIENTEN

Aus dem Amerikanischen
von Daniela Huzly

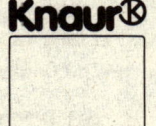

Für JOAN,
die weiß, wie es war.

Ärzte und Krankenschwestern sind wahrscheinlich die einzigen Menschen, die die Bedingungen in der Krankenpflege ändern können.

PAUL B. BEESON, M. D.

Gesundheit, als großes gesellschaftliches Unternehmen, ist zu wichtig, um nur eine Angelegenheit der Dienstleistenden zu sein.

WILLIAM L. KISSICK, M. D.

Inhalt

Bemerkungen des Autors 1994	9
Vorwort	15
Danksagungen	19
RALPH ORLANDO: Heute und damals	21
JOHN O'CONNOR: Die Kosten der Gesundheit	51
PETER LUCHESI: Chirurgische Tradition	85
SYLVIA THOMPSON: Der Wandel in der Medizin	125
EDITH MURPHY: Patient und Arzt	167
Nachwort	223
Glossar	227
Literaturverzeichnis	235

Bemerkungen des Autors 1994

25 Jahre sind vergangen, seit ich »Fünf Patienten« geschrieben habe. Als ich das Buch vor kurzem noch einmal gelesen habe, fiel mir auf, wie sehr sich die Medizin seither verändert hat – und zugleich, wie viele Dinge sich überhaupt nicht geändert haben. Ich habe mich schließlich dafür entschieden, das Buch nicht zu revidieren, sondern es so zu lassen, als Darstellung der Medizin, wie sie in den späten sechziger Jahren praktiziert wurde, mit der Sichtweise, die man der Krankenversorgung gegenüber damals hatte.

Das Buch beschäftigt sich nur mit einem winzigen Teilbereich, einige der einschneidendsten sozialen Veränderungen in der Medizin standen bevor und konnten daher noch nicht in die Diskussion einfließen. Das Buch wurde vor der Einführung von Medicare und Medicaid, dem amerikanischen Krankenversicherungssystem, geschrieben; bevor es mit den Kunstfehlerprozessen losging, durch die die Ausübung des medizinischen Berufs einschneidend verändert wurde; vor der Entstehung der Polikliniken und der Gesundheitszentren; und bevor so zahlreiche Frauen den Arztberuf ergriffen. Als dieses Buch geschrieben wurde, waren Abtreibungen illegal; die Rechte des Patienten wurden kaum beachtet; das Recht zu sterben entwickelte sich erst ganz langsam; und eine genetische Untersuchung war noch immer eine exotische, der Forschung vorbehaltene Angelegenheit.

Jedoch scheint sich die Beschreibung vom Alltag in einer Notaufnahme in »Fünf Patienten« kaum von den heutigen Zuständen zu unterscheiden; die Ausbildung von jungen Ärzten ist praktisch gleichgeblieben; der Einfluß der Medizingeschichte auf die aktuellen Sichtweisen ist heute genauso groß wie damals; und der Kampf mit den neuen Technologien und mit der Entwicklung neuer Operationsmethoden ist heute aktueller denn je.

Große Teile des Buches beschäftigen sich mit dem Aufkommen neuer Technologien, und es ist interessant zu sehen, inwiefern die atemberaubenden Neuentwicklungen der 60er Jahre ihre Versprechungen gehalten oder sich als Enttäuschung entpuppt haben. Der Gebrauch von Fernsehanlagen für den »fernsteuernden Arzt« hat sich nicht durchgesetzt, aber einige Beobachter meinen, daß die Technik weiterentwickelt werden muß und erst dann zum sinnvollen Einsatz kommt, wenn eine Kombination von Robotern und *virtual reality* es ermöglichen wird, daß Chirurgen aus einer Entfernung von Tausenden von Kilometern eine Operation durchführen.

Ähnlich faszinierend fand ich den Gedanken, daß Computer die Möglichkeiten der Diagnostik erweitern würden, aber diagnostische Computersysteme haben in der Medizin wenig Freunde gefunden. Ärzte trauen ihnen nicht, und Patienten mögen sie nicht; sie machen ihre persönlichen Angaben lieber einem Pfleger oder einer Schwester gegenüber. Auf der anderen Seite akzeptiert jeder die automatisierten Laboruntersuchungen, die schnell, genau und preiswert sind. Aber insgesamt hat die Automation in der Medizin nicht nur Vorteile gebracht; selbst der profane Gebrauch von Computern zur Archivierung von Krankheiten in Krankenhäusern erweist sich zum Beispiel als unerwartet problematisch, da unsere Gesellschaft im Zeitalter elektronischer Daten Angst vor Verletzung der Intimsphäre und fehlerhafter Dateneingabe hat.

Was ich nicht vorhergesehen habe, aber auch sonst niemand in den späten 60er Jahren, war, daß Computer so unglaublich billig werden würden. Ein Computer, der 1970 um die zehn Millionen Dollar kostete, war 1980 für ein paar tausend zu haben, und 1990 für wenige hundert. Billige Computertechnik hat eine Vielzahl von nicht-invasiven bildgebenden Verfahren ermöglicht – Computer-Tomographie, Magnetresonanz-Tomographie und Sonographie –, die die tägliche Praxis in der Medizin revolutioniert haben und deren Ergebnisse für jemanden aus der damaligen Zeit beinahe wie Magie erscheinen müssen.

Während die medizinische Technologie sich weiterentwickelte, haben wir begonnen, ihre Grenzen besser zu begreifen. Tatsächlich gibt es sogar eine Bewegung in der Medizin, die sich ganz von der Technik entfernt. Die langfristige Verbesserung in den statistischen Ergebnissen bei Herzerkrankungen geht hauptsächlich auf die Veränderungen der Lebensweise in der Bevölkerung zurück. Fettarme Ernährung, Sport und Meditation werden inzwischen ernsthaft verschrieben, während man früher darüber lachte. Und das wachsende Interesse an der Psychoimmunologie, dem Zusammenwirken von Seele und Krankheit, wird von Ärzten und Patienten geteilt. (Als ich »Fünf Patienten« schrieb, war der berühmteste Arzt Amerikas wahrscheinlich Michael DeBakey, der Herzchirurg aus Houston. Heute dürfte es Deepak Chopra[*] sein).

Es stimmt auch, daß die Ereignisse in der ganzen Welt das Vertrauen in eine ständig bessere Gesundheit erschüttert haben. Die Pocken wurden für immer ausgerottet, aber das Auftauchen der Legionärskrankheit, der Lyme-Borreliose und vor allem von AIDS erinnert uns daran, daß im Laufe der Geschichte der Menschheit immer neue Krankheiten aufgetreten sind. Im vergangenen Vierteljahrhundert haben wir sogar noch furchtbarere

---

[*] Vorsitzender der American Association for Ayurvedic Medicine. Autor von mehreren Büchern über die altindische Heilkunst Ayurveda. Anm. d. Übers.

Mikroben kennengelernt, wie zum Beispiel das Ebola-Virus, die sich glücklicherweise aber in der westlichen Welt bisher nicht ausgebreitet haben. Die Bedrohung bleibt jedoch bestehen.

Die in die Höhe schießenden Kosten der Medizin waren einer der Hauptdiskussionspunkte in den späten sechziger Jahren. Auch heute ist das noch so, obwohl uns die Summen, um die es damals ging, mittlerweile winzig erscheinen. Damals gaben die Vereinigten Staaten sechs Prozent des Bruttosozialprodukts für die Gesundheit aus – etwa 50 Milliarden Dollar pro Jahr. Ich habe vorausgesagt, daß diese Zahl bis 1975 über 100 Milliarden erreichen würde. (Tatsächlich waren es 132 Milliarden.) Aber niemand hätte 1969 die heutige astronomische Höhe der Ausgaben vorhersehen können: mehr als 800 Milliarden Dollar pro Jahr für die Gesundheit, mehr als 14 Prozent des Bruttosozialprodukts, ohne daß ein Ende des Kostenwachstums in Sicht wäre. Der Grund war, daß damals jeder angenommen hatte, daß das Land bis dahin längst einen nationalen Gesundheitsplan entwickelt haben würde, wenn auch nur, um die Kosten konstant zu halten. Die Tatsache, daß uns das nicht gelungen ist, hat eine Vielzahl von unglücklichen Konsequenzen für unser Land, von der verminderten wirtschaftlichen Konkurrenzfähigkeit bis hin zu neuen Ängsten am Arbeitsplatz. Die Hälfte aller Bankrotte in Amerika geht inzwischen auf die Gesundheitskosten zurück. Die Notwendigkeit, die Versicherung zu bezahlen, hat das Verhalten der Amerikaner in puncto Arbeitsplatzentscheidung grundlegend verändert und die vielgepriesene individuelle Mobilität reduziert.

Als ich »Fünf Patienten« schrieb, kostete ein Zimmer im Massachusetts General Hospital 70 Dollar am Tag. Heute kostet es mehr als 700 Dollar. Das jährliche Budget, das das Krankenhaus benötigt, lag damals bei 35 Millionen Dollar. Heute sind es 732 Millionen, was die Inflationsrate für diesen Zeitraum weit überschreitet.

Die Notwendigkeit, die Kosten unter Kontrolle zu bringen und gleichzeitig die Gesundheitsversorgung für alle Amerikaner zu gewährleisten, dominiert inzwischen jede Diskussion über die zukünftige Form der Medizin in Amerika. Dieses Land muß endlich irgendeine Form der staatlichen Krankenversicherung einführen, wie es jedes andere industrialisierte Land der Welt längst getan hat. Das ist eine komplexe und schwierige Angelegenheit, auch ohne die politische Reichweite, durch die es oft fast unlösbar scheint.

Aber obwohl auch die Systeme anderer Länder nicht problemlos sind, geben diese wesentlich weniger für das Gesundheitswesen aus und bekommen mehr für ihr Geld. Im Moment besteht unsere nationale Debatte über das Gesundheitssystem aus Beschuldigungen und Gegenbeschuldigungen. Man erzählt uns, daß Ärzte zuviel verdienen oder daß Rechtsanwälte und Prozesse zuviel kosten, daß Pharmaunternehmen zuviel berechnen und so weiter. Aber die Wahrheit ist, daß jeder in den Grenzen des heutigen Systems arbeitet – und es ist das System selbst, das verändert werden muß.

Man kann einen Vergleich zu den früheren Klagen über Kosten und Qualität amerikanischer Autos ziehen, die auf die amerikanischen Arbeiter zurückgeführt wurden. In Wirklichkeit sind die Arbeiter, die am Fließband stehen, Gefangene eines Systems, das andere entwickelt haben. Die Anstrengungen eines einzelnen können den Erfolg des Systems nicht maßgeblich beeinflussen. Nur indem man das Fließband selbst verändert – indem man die Art verändert, in der Autos entwickelt und gebaut werden –, kann ein besseres Produkt entstehen. Und wenn man einen besseren Arbeitsprozeß entwickelt hätte, hätten die amerikanischen Arbeiter bewiesen, daß sie so produktiv und effektiv arbeiten können wie jeder andere.

In ähnlicher Weise ist die amerikanische Medizin als planloses unternehmerisches System einzelner Anbieter gewachsen. Das momentane System macht viele Dinge gut, aber zu einem hohen Preis. Ein wachsender Anteil dieser Kosten rührt von Gesetzen her, die amerikanische Politiker verabschiedet haben, die nicht für die Kosten, welche durch sie entstehen, zur Rechenschaft gezogen werden dürfen. Das Fehlen von politischer Verantwortlichkeit ist in der Tat eines der schlimmsten Merkmale des heutigen amerikanischen Systems.

Wenn wir das amerikanische System ändern wollen, werden wir mit weitaus schwierigeren Entscheidungen konfrontiert werden. Es wird nicht nur interessieren, wieviel Geld Ärzte, Rechtsanwälte oder Pharmaunternehmen verdienen dürfen. Das wahre Schlachtfeld wird die Kostenübernahme sein – für welche Behandlungen das System bezahlen wird und unter welchen Umständen. Dies wiederum wird all die ethischen Fragen aufwerfen, die durch die moderne Medizin in diesem Jahrhundert entstanden sind. Vor allem hier werden wir das Fachwissen von Ärzten brauchen. Der neue Trend unter den Politikern, Ärzte und andere Berufsgruppen aus dem Gesundheitsbereich bei der Planung des neuen Systems auszuschließen, ist sehr bedauerlich. Man kann nur hoffen, daß es nur eine vorübergehende Phase ist, ähnlich wie damals, als Detroit versuchte, ohne die Hilfe der Fließbandarbeiter bessere Autos zu entwickeln. Es hat bei den Autos nicht funktioniert, und es ist unwahrscheinlich, daß die derzeitigen Strategien in Washington bei der Änderung des Gesundheitssystems von mehr Erfolg gekrönt werden. Es gibt Anzeichen dafür, daß die Öffentlichkeit kein großes Vertrauen mehr in die Politiker hat; die nationale Debatte geht weiter, und wir können zumindest hoffen, daß es ein System geben wird, in dem die Kosten unter Kontrolle sind, während die Neuerungsbestrebungen, die Lebendigkeit und die Spannung, die die amerikanische Medizin immer begleitet haben, erhalten bleiben.

M.C.

Vorwort

In letzter Zeit gab es viel verrücktes Gerede über etwas, das man »die neue Medizin« nennt. Diese Phrase hat überhaupt keine Bedeutung, selbst wenn man damit nur ausdrücken wollte, daß es einen Unterschied zu einer Art alter Medizin gäbe. Die Medizin hat keine Schallwellen durchbrochen; es gab keine bahnbrechenden Erfolge, keinen Quantensprung in Wissenschaft, Technologie oder sozialem Anwendungsbereich.
Dennoch hat man das Gefühl, daß sich in der Medizin etwas geändert hat. Man kann es schwer definieren, denn es ist nicht etwas, das direkt auf eine Veränderung zurückgeht, sondern eher die Tatsache, daß etwas in Bewegung ist.
Das erste Mal, als ich mich mit dem Massachusetts General Hospital (MGH) auseinandergesetzt habe, im Frühjahr 1969, hatte ich das ungute Gefühl, daß zu viel in Bewegung war, daß in dem System eine zu große Instabilität herrschte. Ich fühlte mich ein wenig wie ein Interviewer, der seinen Interviewpartner in einem ungünstigen Moment erwischt hat. Erst später habe ich realisiert, daß es nie einen »günstigen« Moment geben würde und daß Veränderungen ein konstantes Merkmal der Krankenhausumgebung waren. Die wahre Leitfigur der modernen Medizin ist nicht Hippokrates, sondern Heraklit.
Um auf die Spuren des Anfangs aller Veränderungen zu kommen, muß man etwa 50 Jahre zurückgehen, zu der Zeit, als die systematische Forschung begann, große wissenschaftliche und

technische Fortschritte zu machen. Die Medizin wurde revolutioniert durch diese Fortschritte, aber sie sind noch nicht zu Ende. Im Gegenteil, die Geschwindigkeit, mit der sich Dinge ändern, hat zugenommen. In den vergangenen zehn Jahren kam zu dem Druck von Wissenschaft und Technik noch der gesellschaftliche hinzu, so daß die Forderung nach einem neuen Konzept für das Gesundheitssystem, nach einer neuen ethischen Verantwortung des Arztes und einer neuen Strukturierung der Institutionen für eine breitere und bessere Versorgung aufkam.
In Folge dessen jedoch ist die Medizin nicht ein veränderter Beruf geworden, sondern einer, der sich ständig ändert. Die Vorstellung, daß man nur ein paar kleine Dinge zurechtrücken müßte, um dann wieder einen konstanten Zustand zu erreichen, existiert nicht mehr, da das System nie wieder konstant sein wird. Es gibt nichts Dauerhaftes mehr außer der Veränderung selbst.
Von diesem Standpunkt aus sind die Erfahrungen von fünf Patienten in einem Universitätskrankenhaus äußerst interessant. Man muß dazu sagen, daß weder an den Patienten, die hier beschrieben werden, noch an dem Krankenhaus, in dem sie behandelt werden, irgend etwas typisch ist. Sie werden eher deshalb vorgestellt, weil ihre Erfahrungen zeigen, auf welche Weise die Medizin sich zur Zeit ändert.
Diese fünf Patienten wurden aus einer größeren Gruppe von 23 ausgesucht, die alle in den ersten sieben Monaten des Jahres 1969 aufgenommen wurden. Wenn ich mit diesen Patienten oder deren Familien redete, habe ich mich als Medizinstudent im vierten Ausbildungsjahr vorgestellt, der ein Buch über das Krankenhaus schreibt. Die Namen der Patienten und andere charakteristische Eigenschaften, durch die sie identifiziert werden könnten, wurden für das Buch abgeändert.
Ich habe diese fünf aus einer größeren Gruppe ausgewählt, weil ich fand, daß ihre Erfahrungen auf irgendeine Art besonders

interessant oder wichtig waren. Aus diesem Grund ist dies ein sehr selektives und persönliches Buch, basierend auf den überempfindlichen Beobachtungen eines einzelnen Medizinstudenten, der in einer riesigen Institution herumlief, seine Nase in diesen oder jenen Raum steckte, mit einigen Leuten redete, andere beobachtete und dabei versuchte, herauszufinden, was es möglicherweise zu bedeuten hatte.

M.C.
La Jolla, Kalifornien
15. November 1969

Danksagungen

Ich bin den Angestellten und dem medizinischen Personal des Massachusetts General Hospital für ihre unendliche Freundlichkeit und Geduld zu tiefstem Dank verpflichtet.
Ich möchte außerdem den Dres. Robert Ebert, Hermann Lisco, Joseph Gardella und Mr. Jerome Pollock, alle von der Harvard Medical School, für die Ermutigungen und die Ratschläge danken, die sie mir während der Konzeption dieses Buches zuteil werden ließen; den Dres. Howard Hiatt, Charles Huggins, Hugh Chandler, Ashby Moncure, James Feeney, Joel Alpert, Edward Shapiro, Josef Fisher, Michael Soper, Jerry Grossman und Miss Kathleen Dwyer für ihre Vorschläge an einigen Stellen meiner Arbeit; den Dres. Alexander Leaf, Martin Nathan, Jonas Salk und Mr. Martin Bander dafür, daß sie das Manuskript zu verschiedenen Zeitpunkten durchgesehen haben; Mr. Robert Gottlieb und Miss Lynn Nesbit für die ständige, unermüdliche Arbeit an dem Projekt; und schließlich Dr. John Knowles, dessen Einfluß überall in diesem Buch steckt, da das Krankenhaus unter seiner Leitung steht. Mit all dieser Hilfe sollte das Buch eigentlich tadellos sein, und wenn es das nicht ist, dann ist es meine Schuld.
Der verstorbene Alan Gregg hat einmal einen ehemaligen Lehrer zitiert, der sagte: »Wenn man etwas mit Deutlichkeit sagt, dann sagt man stillschweigend auch etwas anderes, nämlich, daß man der Meinung ist, man sei derjenige, der dies sagen müsse.« Solche

Gefühle plagen alle Schriftsteller, außer die ganz egoistischen; die anderen erkennen, daß ihr Gefühl, auserwählt zu sein, ein Geschenk von den Leuten um sie herum ist, von denen sie nur hoffen können, daß sie sie nicht enttäuschen.

RALPH ORLANDO

Heute und damals

In den frühen Morgenstunden wurde das Massachusetts General Hospital (MGH) von der Harvard-Universität davon in Kenntnis gesetzt, daß ein paar Studenten, die ein Universitätsgebäude aus Protest gegen das ROTC *(Reserve Officers Training Camp)* besetzten, möglicherweise ins Krankenhaus gebracht werden würden, um etwaige Verletzungen zu behandeln, die sie bei einer gewaltsamen Entfernung aus dem Gebäude erleiden könnten. Dies geschah um fünf Uhr morgens, und obwohl den Berichten zufolge um die 50 Studenten verletzt wurden, wurde keiner ins MGH gebracht.

Um fünf Uhr fünfundvierzig ging der letzte der Notaufnahmeärzte ins Bett; er legte sich voll bekleidet auf eine Liege in einem der Behandlungsräume. An der Tür klebte ein Zettel, auf den er seinen Namen und »Um sechs Uhr dreißig aufwecken« geschrieben hatte. Am anderen Ende des Korridors, in einem anderen Behandlungszimmer, schliefen zwei chirurgische *Residents* (Assistenzärzte in Weiterbildung); in einem dritten Raum einer der *Interns* (vergleichbar mit dem Arzt im Praktikum).

Auch ohne die Harvard-Studenten war es eine anstrengende Nacht gewesen. Kurz vor Mitternacht hatte die Notfallstation zwei College-Studenten mit Beckenfraktur nach einem Motorradunfall aufgenommen; beide mußten operiert werden. Später kamen ein einundvierzigjähriger Mann, der einen Herzinfarkt erlitten hatte, eine achtzigjährige Frau mit dekompensierter Herz-

insuffizienz und ein sechsunddreißigjähriger Alkoholiker mit akuter Pankreatitis. Ein älterer Mann mit metastasiertem Karzinom und Nierenversagen war um drei Uhr morgens gestorben.
Außerdem gab es wie üblich zahlreiche Patienten mit Halsschmerzen, Husten, Abschürfungen, Schnittwunden, verschluckten oder inhalierten Fremdkörpern, blauen Flecken, Gehirnerschütterungen, Schulterausrenkungen, Ohrenschmerzen, Kopfschmerzen, Bauchschmerzen, Rückenschmerzen, Knochenbrüchen, Verstauchungen, Brustschmerzen und Atemnot.
Um sechs Uhr dreißig waren einige der Jungärzte wieder auf, machten Laboruntersuchungen und sahen nach den Patienten, die sie zur Beobachtung in die Überwachungsstation, die neben der Notaufnahme lag, aufgenommen hatten. Die Überwachungsstation nahm Patienten für bis zu drei Tage auf; sie war für Patienten gedacht, die länger als ein paar Stunden beobachtet werden mußten, wie zum Beispiel diejenigen, bei denen man eine Blutung im Magen-Darm-Trakt vermutete, oder wenn eine schwere Gehirnerschütterung vorlag. In der Praxis sah es aber so aus, daß auch Patienten darin lagen, die schwer krank waren, für die kein Bett frei war, weil das Krankenhaus voll war.
Um sieben Uhr wurde in der Überwachungsstation die chirurgische Visite gemacht. Sechs Patienten wurden in einer halben Stunde besprochen, aber die meiste Zeit wurde bei einer vierundfünfzigjährigen Frau zugebracht, die zum wiederholten Male aus einem Magengeschwür blutete. Es war ihr zweiter Tag im Krankenhaus, und ihr Zustand war jetzt stabil; sie hatte am Tag zuvor fünf Blutkonserven erhalten. Normalerweise wäre sie kein Operationskandidat gewesen, aber sie hatte schon bei den zwei vorangegangenen Krankenhausaufenthalten dasselbe Bild gezeigt: eine plötzlich einsetzende, massive Blutung, die nach Transfusionen im Krankenhaus zum Stillstand kam. Die Assistenzärzte hatten Angst, daß sie beim nächsten Mal verbluten könnte, bevor sie ins Krankenhaus käme.

Die Ärzte der Notaufnahme machten diese Visiten mit, da die Aufnahmestation in den frühen Stunden nicht soviel zu tun hatte. Nicht weit entfernt davon jedoch lag die Psychiatrische Krisenstation, die auf vollen Touren lief. In die Krisenstation kam morgens immer eine ganze Menge Patienten; es waren Menschen, die aus verschiedenen Gründen in der zurückliegenden Nacht nicht schlafen konnten.

In einem der vier Untersuchungsräume der Krisenstation saß eine neunzehnjährige junge Frau, die getrennt von ihrem Ehemann lebte; sie rauchte Kette und erzählte dabei von ihren erfolglosen Versuchen, ihre dreijährige Tochter zu töten: zuerst wollte sie sie aufhängen, dann mit einem Kissen ersticken und schließlich mit Gas vergiften. Sie erklärte, daß sie erreichen wollte, daß das Kind zu weinen aufhörte; das Weinen mache sie verrückt. Sie kam in die Krisenstation, wie sie sagte, weil »ich mit jemandem reden wollte. Ich meine, das ist doch nicht natürlich, oder? Es ist nicht natürlich – ein Kind, das andauernd in dieser Art weint.«

In einem anderen Zimmer zählte ein vierzigjähriger Buchhalter die acht Gründe auf, warum er sich von seiner Frau scheiden lassen mußte. Er hatte eine Liste geschrieben, damit er sich ganz sicher an alles erinnerte, wenn er mit dem Arzt redete.

In einem dritten Raum erklärte eine College-Studentin aus Beacon Hill, daß sie deprimiert und verstört wäre durch ein Gefühl, das sie auf Partys heimsuchte. Sie sagte, sie hätte das Gefühl, unsichtbar zu sein und die Party von der entgegengesetzten Seite des Raumes aus einem anderen Blickwinkel zu beobachten. Sie hatte zwei Tage zuvor versucht, sich umzubringen, indem sie ein Röhrchen Aspirintabletten schluckte, aber sie hatte sie wieder erbrochen.

Im vierten Zimmer redete ein heiserer einundfünfzigjähriger Bauarbeiter über seine Angst, plötzlich zu sterben. Er wußte, daß sie unbegründet war, aber er konnte sie nicht abschütteln,

und seine Arbeit litt darunter, denn er hatte Angst, sich anzustrengen und schwere Gegenstände zu tragen. Er litt außerdem unter Schlaflosigkeit, Reizbarkeit und schlimmen Kopfschmerzen. Bei der Befragung kam heraus, daß sein Vater vor beinahe genau sechs Jahren an einem Schlaganfall gestorben war; der Patient erinnerte sich an seinen Vater als einen »kalten Fisch, den ich niemals gemocht habe«.
Im Wartezimmer der Krisenstation warteten drei weitere Menschen darauf, daß sie mit den Psychiatern reden konnten. Eine Frau weinte leise; eine andere starrte mit leerem Blick aus dem Fenster. Ein Mann mittleren Alters in einem Smoking und einem zerknautschten T-Shirt lächelte jedem anderen, der im Zimmer war, ermutigend zu.

Um acht Uhr dreißig kam eine sechzigjährige Witwe in die Notaufnahme und erbat einen Arzt, um ihren Nietnagel zu entfernen. Die Beamten am Aufnahmeschalter zuckten mit den Achseln und teilten ihr mit, daß es 14 Dollar kosten würde. Sie bestand darauf und meinte, es sei wichtig genug, um diese Ausgabe zu rechtfertigen. Aber der Triage-Arzt lehnte es schlicht und einfach ab, dies zu tun, und sagte ihr, sie solle ihn selbst entfernen. Unzufrieden lief sie noch 15 Minuten umher, bis sie schließlich einen jungen Arzt überreden konnte. Sie hakte ihren Arm unter seinen und wollte, daß ein so netter Arzt wie er bitte ihren Nietnagel entferne. Er tat es; sie bekam eine Rechnung.
Zwanzig Minuten später wurde eine fünfunddreißigjährige Hausfrau von der Polizei gebracht, nachdem sie in einer U-Bahnstation mit einem epileptischen Anfall zusammengebrochen war. Kurz darauf wurde ein hoffnungslos kranker älterer Mann mit metastasiertem Dickdarmkarzinom aus einem Pflegeheim gebracht. Er erlitt einen Herzstillstand in der Notaufnahme und starb kurz vor Mittag.
Ein 18 Monate altes Kleinkind mit einem Hautausschlag wurde

gegen Mittag von seiner Mutter gebracht. Die Mutter wollte wissen, ob es die Masern wären; sie war schwanger und hatte die Krankheit nie durchgemacht. Masern wurden diagnostiziert; aber die Mutter, im sechsten Schwangerschaftsmonat, wurde beruhigt, daß sie nichts zu befürchten habe.
Ungefähr zur selben Zeit kam eine achtzehnjährige Sekretärin in Begleitung vom Personalleiter des Büros, in dem sie arbeitete. Das Mädchen war den Berichten zufolge nach dem Mittagessen zusammengebrochen. Zum Zeitpunkt ihrer Ankunft im Krankenhaus war sie bei Bewußtsein, aber sie wollte oder konnte nicht sprechen. Sie wurde zur Beobachtung in ein Zimmer gelegt, wo sie zusammengerollt im Bett lag und ihren Kopf unter die Bettdecke steckte. Aus medizinischer Sicht schien sie gesund. Man rief einen Psychiater hinzu. Er diagnostizierte einen akuten psychotischen Schub. Inzwischen waren ihre Familie und einige Kollegen gekommen. Alle fanden diesen plötzlichen Anfall schockierend und wiederholten, daß sie in der Vergangenheit nie auffällig gewesen sei. Der Psychiater entfernte sich kopfschüttelnd.
Gegen dreizehn Uhr kamen ein Mann mit einer tiefen Schnittwunde an einem Zeigefinger, außerdem eine Frau mit Halsschmerzen, ein weiterer Mann mit ausgerenktem Finger (er hatte sich die Hand durch eine Taxitür verletzt) und ein achtjähriger Junge, der von seiner Mutter gebracht wurde. Das Kind war am Morgen von seinem Fahrrad gestürzt und auf den Kopf gefallen. Die Mutter wußte nicht, ob er das Bewußtsein verloren hatte oder nicht. Sie meinte, er verhalte sich seltsam, und hatte sich gewundert, daß er nicht zu Mittag essen wollte.
Am Nachmittag kamen keine schwerkranken Patienten, und die Atmosphäre in der Aufnahmestation war entspannt. Die *Residents* nutzten die Gelegenheit, um sich zu erholen. Sie tranken im Ärztezimmer Kaffee und kümmerten sich um die Arztbriefe, die sie schreiben mußten.

Um fünfzehn Uhr vierzig änderte sich die Atmosphäre abrupt. Die Krankenstation des Flughafens rief an, um von einem Unfall zu berichten: ein Dutzend Bauarbeiter wurde verletzt; sie waren in Polizei- und Ambulanzwagen unterwegs. Mindestens zwei der Verletzten kamen ins Boston City Hospital; zehn würden möglicherweise ins MGH kommen. Das Ausmaß der Verletzungen kannte man nicht, eventuell waren sehr schwere darunter.

Der Verwalter der Aufnahmestation gab einen Katastrophenruf heraus, um die Chefs aller Abteilungen von dem bevorstehenden Notfall und seiner Art zu benachrichtigen. Die Chefs wiederum sorgten dafür, daß alles verfügbare Krankenhauspersonal von anderen Stationen abgestellt wurde. Innerhalb von Minuten erschienen *Interns,* ältere Assistenzärzte und erfahrene Fachärzte in der Notaufnahme. Die Krankenschwestern und das Personal machten die Behandlungszimmer frei; die Korridore wurden geräumt und die Vorräte in den Behandlungswägen auf ihre Vollständigkeit überprüft. Man war sich einig, daß es ein Glück war, daß der Tag bis dahin so ruhig verlaufen war. Es gab praktisch niemanden mehr, der behandelt oder untersucht werden mußte.

Das Personal in der Notaufnahme ist immer besorgt um das Patientenaufkommen. Die Aufnahmestation ist so ausgerüstet, daß alle acht Minuten ein neuer Patient behandelt werden kann, rund um die Uhr. Das Personal ist darauf vorbereitet, jeden fünften dieser Notfallpatienten aufzunehmen, alle vierzig Minuten eine Neuaufnahme. Das ist ein höllisches Tempo, aber es ist Standard in den Krankenhäusern. Und obwohl der Patientendurchgang in der Notaufnahme normalerweise flüssig vonstatten geht, gibt es fast immer Leute, die auf eine Untersuchung oder Behandlung warten müssen. Immer – dieser Tag war eine Ausnahme – saßen zwischen drei und zehn Menschen im Wartezimmer; weitere vier oder fünf waren im hinteren Raum und warteten auf Röntgenaufnahmen, orthopädische Untersuchungen oder chirurgische Versorgung kleinerer Wunden. Das Per-

sonal muß die Anzahl dieser Wartenden immer im Auge behalten; wenn sie plötzlich anschwillt, macht sich jeder Sorgen, denn man kann nie vorhersagen, wann eine Massenkarambolage oder ein Feuer oder irgendeine andere Katastrophe die notfallmedizinischen Einrichtungen des Krankenhauses in Anspruch nehmen werden. Es ist, als versuche man den Verkehr zu regeln, ohne zu wissen, wann die Stoßzeiten sind.
Der erste Patient, der vom Logan Airport kam, war Thomas Savio, ein siebenundzwanzigjähriger bärtiger Bauarbeiter. Er wurde in einem Krankenwagen der Bundespolizei gebracht und in einer grauen Wolldecke eingewickelt hineingerollt. Er zitterte und hatte schwere Schnittwunden im Gesicht.
»Da kommt noch einer, den's schlimmer erwischt hat«, sagte einer der Polizeibeamten. Kurz darauf kam John Conamente an. Er stöhnte. Als seine Trage durch die Tür kam, fragte ihn ein Assistenzarzt, wo er Schmerzen habe. Er sagte, an seiner Schulter und seinem Bein. Conamente folgte Albert Sorono, auch auf einer Trage, der über schlimme Schmerzen in der Brust und über Atemnot klagte.
Inzwischen war das Wartezimmer gefüllt mit Polizeibeamten. Die Familien der verletzten Männer waren noch nicht eingetroffen. Diejenigen vom Krankenhauspersonal, die bisher noch nicht von dem Unfall informiert worden waren, aber die Gruppe von Polizisten bemerkt hatten, blieben stehen, um zu fragen, was los sei. Zu dieser Zeit wußte noch keiner so ganz genau, um was für einen Unfall es sich eigentlich handelte, und es herrschte ziemliche Verwirrung deswegen. Die meisten dachten, es hätte einen Flugzeugabsturz am Logan Airport gegeben. Neugierige sammelten sich im Wartezimmer. Die Aufnahmebeamten bemühten sich, Informationen über die Patienten zu bekommen und gleichzeitig die Durchgangswege freizuhalten.
»Wir erwarten noch sieben«, sagte einer von ihnen immer und immer wieder.

Ein paar Minuten später fuhr ein weiterer Krankenwagen vor, und Ralph Orlando, ein fünfundfünfzigjähriger Vater von vier Kindern, wurde eingeliefert. Er hatte auf dem Weg ins Krankenhaus einen Herzstillstand erlitten. Eine Schwester, die erste Person, die in seine Reichweite kam, nachdem er aus dem Krankenwagen herausgetragen wurde, versuchte eine Herzmassage. Orlando wurde im Eiltempo hineingefahren; die Massage wurde von einem der Assistenzärzte fortgesetzt. Der Patient wurde in die Operationsabteilung gefahren, wo man mit dem kompletten Reanimationsprogramm begann.

Die Methode der kardialen Wiederbelebung ist heute eine solche Selbstverständlichkeit, daß nur wenige Leute wissen, wie kurz es sie erst gibt. Das Grundprinzip der Herzmassage wurde erst im Jahre 1960 richtig beschrieben. (Sie wurde schon im 19. Jahrhundert erwähnt, kam damals aber nicht zur breiten Anwendung.) Vor dieser Zeit führte ein Herzstillstand fast sicher zum Tod. Man dachte, die einzige Behandlungsmöglichkeit bestünde in der offenen Herzmassage, bei der der Chirurg die Brust mit einem Schnitt öffnet und das Herz direkt mit seinen Fingern knetet. Obwohl diese Methode zunächst häufig Erfolg brachte, war der Nutzen doch selten von langer Dauer; eine Studie von 1951 ergab, daß von 100 Patienten, die mit offener Herzmassage behandelt wurden, nur einer überlebte und aus dem Krankenhaus entlassen werden konnte. Diese Zahl hat auch heute noch Gültigkeit; die offene Herzmassage gilt als allerletzte Möglichkeit, wenn alles andere versagt hat.

Die geschlossene Herzmassage basiert auf der anatomischen Tatsache, daß das Herz fest zwischen Brustbein und Rückgrat eingeschlossen ist. Der rhythmische Druck auf das Brustbein quetscht das Herz ausreichend, um einen Herzschlag hervorzurufen. Die direkte offene Massage ist also nicht notwendig, und die Gefahren dieses chirurgischen Eingriffs werden so vermieden.

Das Ziel der Herzmassage ist, den Blutfluß zu erhalten, der, zusammen mit der künstlichen Beatmung, die Sauerstoffversorgung des Gehirns sicherstellt. Das Gehirn ist das Organ, das auf Sauerstoffmangel am empfindlichsten reagiert; unter den meisten Umständen beginnt der Hirnschaden schon nach drei Minuten Kreislaufstillstand. Das Herz selbst hingegen ist ziemlich zäh, es kann auch nach zehn oder mehr Minuten wieder anfangen zu schlagen. Aber nach dieser Zeit ist das Gehirn, wenn nicht schon die Reanimationsmaßnahmen begonnen haben, dauerhaft geschädigt.

In manchen Situationen reicht der einfache Druck auf das Herz aus, um es wieder zum Schlagen zu bringen, aber die Massage wird normalerweise von einer Vielzahl anderer Maßnahmen begleitet, um die Stoffwechseländerungen, die durch den Herzstillstand hervorgerufen werden, zu korrigieren. Dazu gehört unter anderem die Injektion von Adrenalin, Calcium und Natriumbicarbonat. Die Erfahrung der letzten zehn Jahre hat gezeigt, daß man mit diesen Techniken den Herzstillstand erstaunlich oft rückgängig machen kann.

Die Vorgehensweise bei Ralph Orlando war die übliche: geschlossene Herzmassage und künstliche Beatmung mit simultaner Injektion von Substanzen, die das Stoffwechselgleichgewicht wiederherstellen sollen.

Diese Maßnahmen führten nicht zu einem spontanen Wiedereinsetzen des Herzschlages. Man begann mit der elektrischen Defibrillierung.

Keiner wußte genau, wann das Herz von Orlando stehengeblieben war; wahrscheinlich wußte es derjenige, der mit ihm im Krankenwagen gewesen war. Aber diese Person konnte nicht gefunden werden.

Die erste Elektroschocktherapie mißlang. Mit einer langen Nadel wurden nun Adrenalin und Calcium direkt in die rechte Herzkammer gespritzt und dann weitere Stromstöße angesetzt.

Während dies alles geschah, organisierte die übrige Mannschaft der Notaufnahme die Versorgung der anderen Patienten. Ein *Resident* wurde angewiesen, die Behandlung der Verletzten zu überwachen. Im Operationssaal gegenüber von demjenigen, in dem Orlando lag, wurde John Conamente ebenfalls von Leuten umzingelt. Er wurde von Orthopäden untersucht, mit intravenösen Zugängen an beiden Armen versehen, man nahm ihm Blut ab, schob einen Katheter in seine Blase. Der Arzt, der an seinem Kopfende stand, stellte ihm Fragen, wobei er schrie, um den Lärm der Leute, die um ihn herum arbeiteten, zu übertönen. Der Assistenzarzt machte eine gewöhnliche Kurzanamnese über die aktuellen Beschwerden und frühere Erkrankungen, die unter normalen Umständen zwischen zehn und zwanzig Minuten dauert.

Der Arzt fragte: »Was ist passiert? Ist es auf Sie gefallen?« (Zu dieser Zeit wußten die meisten immer noch nicht, um was für einen Unfall es sich eigentlich handelte. Bekannt war nur, daß etwas auf eine Gruppe von Bauarbeitern gestürzt war.)

»Ja«, sagte John Conamente.

»Wo hat es Sie getroffen?«

»Mein Bein.«

»Wo noch? Ist es auf Ihre Schultern gefallen?«

»Ja.«

»Ist es auf Ihren Kopf gefallen?«

»Nein.«

»Waren Sie bewußtlos?«

»Nein.«

»Tut Ihr linker Arm weh?«

»Ja.«

»Ihr anderer Arm?«

»Nein.«

»Tut Ihr rechtes Bein weh?«

»Ja.«

»Haben Sie sonst irgendwo Schmerzen?«
»Nein.«
»Tut Ihre Brust weh?«
»Nein.«
»Bekommen Sie gut Luft?«
»Ja.«
»Schmerzen im Bauch?«
»Nein.«
»Schmerzen im Rücken?«
»Nein.«
»Waren Sie schon einmal im Krankenhaus?«
»Nein.«
»Gab es irgendwelche Operationen?«
»Nein.«
»Irgendwelche Herzbeschwerden?«
»Nein.«
»Irgendwelche Probleme mit den Nieren?«
»Nein.«
»Sind Sie gegen irgend etwas allergisch?«
»Nein.«
»Sehen Sie mich klar und deutlich?«
»Ja.«
Der Arzt hob seine Hand und spreizte die Finger. »Wie viele Finger?«
»Fünf. Ich habe Durst. Kann ich etwas zu trinken bekommen?«
»Ja, aber noch nicht jetzt.«
Inzwischen waren die orthopädischen Untersuchungen beendet. Conamente hatte den rechten Arm und das rechte Bein gebrochen.
Draußen im Korridor arbeitete eine weitere Gruppe an Thomas Savio, der über Atemnot sowie Schmerzen in der Brust und im unteren Abdomen klagte. Er hatte einen großen Bluterguß über der rechten Hüfte. Möglicherweise waren das Becken und einige

Rippen gebrochen. Eine Schnittwunde an seiner Stirn blutete stark, war aber nur oberflächlich. Er wurde in die Röntgenabteilung gefahren.

Zur selben Zeit wurden im Operationssaal eins die Wiederbelebungsversuche an Ralph Orlando beendet. Eine halbe Stunde war seit seiner Ankunft im Krankenhaus vergangen. Das Reanimationsteam verließ den Saal, um bei den anderen Patienten mitzuhelfen, und die Tür zu dem Raum wurde zugemacht. Zwei Krankenschwestern entfernten die Venenzugänge und Katheter und wickelten den Körper in ein Tuch.

Draußen in der Vorhalle saß John Lamonte, einer der Arbeiter, in einem Rollstuhl und beschrieb, was geschehen war. Er war derjenige, der die geringsten Verletzungen von allen Männern davongetragen hatte, obwohl er aus einer Höhe von zehn Metern hinuntergestürzt war. »Wir waren auf einem Gerüst«, sagte er, »und bauten an einer Flugzeughalle. Es gab drei Gerüste, alle ungefähr zwölf Meter hoch. Eines davon wurde vom Wind umgeweht. Es fiel ganz langsam um, wie in einem Traum. Es waren ungefähr zwölf Leute darauf gewesen und einige darunter.« Als er sprach, sammelte sich eine Gruppe von Zuhörern um ihn.

Auf der anderen Seite des Raumes telefonierte einer der Verwalter mit dem City Hospital, um für eine Frau nach ihrem Schwager zu fragen. Er war dorthin gebracht worden, nicht in das General. Die Frau biß an ihren Fingernägeln und beobachtete den Gesichtsausdruck des Mannes am Telefon. Schließlich hängte er auf und sagte: »Es geht ihm gut. Nur ein paar Fleischwunden an den Händen und im Gesicht. Es geht ihm gut.«

»Gott sei Dank«, sagte die Frau.

»Wenn Sie dorthin möchten, vor dem Haus sind Taxis.«

Die Frau schüttelte den Kopf. »Mein Mann ist hier«, sagte sie und zeigte in Richtung der Behandlungszimmer.

Ralph Orlando wurde auf einer Bahre herausgefahren. Eine Frau, die gerade wegen eines Hautausschlages an den Ellenbogen

in die Notaufnahme gekommen war, starrte auf den Körper.
»Ist er tot?« fragte sie. »Ist er tot?«
Jemand sagte, ja, er sei tot.
»Warum deckt man das Gesicht in dieser Weise ab?« fragte sie und starrte ihn immer noch an.
Eine Frau, die mit ihrem kleinen Kind stumpf in einer anderen Ecke des Raumes gesessen hatte, stand auf und ging hinaus, als die Leiche aus der Vorhalle gefahren wurde.
Die Aufnahmestation wurde benachrichtigt, daß keine weiteren Leute kommen würden, daß es bei den sechs Patienten bleiben würde, die inzwischen da waren. Langsam kehrte wieder Ruhe ein. Es rannten keine Leute mehr herum, und man hatte das Gefühl, daß alles unter Kontrolle war. Die Polizeibeamten waren zum größten Teil gegangen, nur die Verwandten wurden noch erwartet.
Mrs. Orlando, eine kräftige Frau, die von zwei Teenagern begleitet wurde, war eine von den vielen, die sofort versuchten, den Vorraum zu verlassen und in die Behandlungsräume vorzudringen. Alle Verwandten wurden daran gehindert, dies zu tun, weil der Raum um die Patienten herum schon überfüllt war mit Krankenhauspersonal. Mrs. Orlando war jedoch hartnäckig, und je mehr Widerstand ihr entgegengesetzt wurde, desto beharrlicher wurde sie. Die Aufnahmebeamten versuchten sie aus der Vorhalle in ein kleineres, privates Wartezimmer zu bewegen. Sie verlangte, sofort ihren Ehemann zu sehen. Man teilte ihr schließlich mit, daß er tot sei.
Sie schien zu schrumpfen, ihr Körper rollte sich zusammen, und dann fing sie an zu schreien. Ihre Tochter begann zu schluchzen; ihr Sohn schlug mit Tränen im Gesicht wütend auf die Pfleger ein. Nach einer Weile fing er an, gegen die Wand zu treten und zu boxen, und dann versuchte er, dem Beispiel seiner Schwester folgend, seine Mutter zu trösten. Mrs. Orlando weinte: »Nein, nein, ich lasse nicht zu, daß Sie so etwas sagen.« Sie ließ sich in

einen anderen Raum bringen. Einen kurzen Moment lang war es still, dann heulte sie laut los. Ihre Schluchzer waren für die nächste Stunde in der Vorhalle zu hören.

Ein Medizininformatik-Student, der an einer Computerprogramm-Entwicklung arbeitete, beobachtete dies alles. »Ich weiß nicht, wie man es ertragen kann, hier zu arbeiten«, sagte er.

Dr. Martin Nathan, ein chirurgischer *Resident*, der auch anwesend war, sagte zu ihm: »Man kann es auf angenehme Weise erfahren, und man kann es auf unangenehme Art erfahren. Dies hier war unangenehm.«

»Gibt es eine angenehme Art?« fragte der Student.

»Ja«, sagte der Arzt. »Die gibt es.«

Ein paar Minuten später kam eine Schwester in das kleine Zimmer und brachte Beruhigungsmittel für Mrs. Orlando und ihre Familie. Bald darauf wurde der Aufnahmestation gemeldet, daß die übrigen Patienten in anderen Krankenhäusern behandelt wurden. Die fünf in der Aufnahmestation waren versorgt, drei würden innerhalb der nächsten Stunde operiert werden. Das Personal von den anderen Stationen ging langsam, in Zweier- und Dreiergruppen, und langsam wurde alles wieder normal. Eine Stunde und zehn Minuten waren vergangen, seit der erste Patient angekommen war.

Um achtzehn Uhr kam ein sechsundvierzigjähriger Versicherungsvertreter, weil er Blut gespuckt hatte; zwanzig Minuten danach kam ein Mann mit seiner einundsechzigjährigen Mutter, die plötzlich nicht mehr sprechen konnte und Probleme mit dem Gleichgewicht zu haben schien; dann kam eine neunzehn Jahre alte Studentin, die beim Geschirrwaschen ein Glas zerbrochen und sich damit den Knöchel aufgeschnitten hatte. Um neunzehn Uhr kam ein dreizehnjähriger Junge, der seitlich von einem Auto erfaßt worden war und eine Platzwunde am Kopf erlitten hatte. Um neunzehn Uhr dreißig ein Kind, das aus dem Bett gefallen war und sich die Stirn aufgeschlagen hatte; um zwanzig Uhr ein fünfzig Jahre alter Mann mit einem Herzinfarkt. Kurz darauf wurde eine unansprechbare Zwanzigjährige, die eine Packung Schlaftabletten geschluckt hatte, von ihren Zimmergenossinnen gebracht. Dann kam ein zweijähriges Kind, das weinte und an seinem Ohr zog; ein Neunzehnjähriger mit Blinddarmentzündung; eine sechsunddreißigjährige bewußtlose Frau, die mit ihrem Auto in eine Telefonzelle gefahren war; ein einundfünfzigjähriger Alkoholiker mit Fleischwunden im Gesicht, der sagte, er sei von zwei Seeleuten zusammengeschlagen worden; ein Mann, von dem man annahm, daß er in einem diabetischen Koma lag; ein Setzer, der sich die linke Hand verbrannt hatte; ein älterer Mann, der hingefallen war und sich die Hüfte gebrochen hatte; ein achtundvierzigjähriger Mann mit Bauchschmerzen und Blutungen aus dem Enddarm.

Um Mitternacht kam eine Frau, die über beklemmende Brustschmerzen klagte; um zwei Uhr nachts kam ein Zweiundsechzigjähriger, von dem schon bekannt war, daß er Krebs hatte, mit hohem Fieber; um halb drei wurde ein Lehrer, der sich vor zwei Monaten einer Bauchoperation unterzogen hatte, mit Symptomen eines Dünndarmverschlusses eingeliefert.

Der letzte Arzt ging kurz vor fünf Uhr morgens schlafen. Er legte sich voll bekleidet auf eine Liege in einem der Behandlungszimmer. An seiner Tür klemmte ein Zettel, auf dem stand: »Weckt mich um sechs Uhr dreißig.«

»Wieviel Freundlichkeit und Effektivität wir auch begegnen mögen«, schrieb George Orwell, »bei jedem Tod im Krankenhaus wird es immer irgendein grausames, entwürdigendes Detail geben, vielleicht etwas, das zu geringfügig ist, um gesagt zu werden, das aber furchtbar schmerzvolle Erinnerungen hinterläßt, bedingt durch die Hast, die Überfülle, die Unpersönlichkeit eines Ortes, an dem Tag für Tag Menschen unter Fremden sterben.« Das ist eine passende Beschreibung des Todes von Ralph Orlando und der unglücklichen Art und Weise, wie seine Familie davon erfuhr.

Man kann sich nicht vorstellen, daß solche Dinge anderswo als in der Notaufnahme eines Krankenhauses geschehen. Dort sind die Hast, die Überfülle und die Unpersönlichkeit in ihrer ausgeprägtesten Form zu finden. Und in vieler Hinsicht ist die Notaufnahme der Ort, an dem man die Arbeit, die das Krankenhaus leistet, am besten sehen kann, mit all ihren negativen und positiven Aspekten; die Aufnahmestation spiegelt das ganze Krankenhaus im kleinen wider. Die Größe dieser Station hat in den vergangenen Jahren enorm zugenommen. Die Zahl der Patienten nimmt schon seit beinahe zehn Jahren jährlich um zehn Prozent zu. Heute werden 65 000 Patienten im Jahr in der Notaufnahme behandelt. Die Hälfte aller stationären Aufnahmen kommt aus der Notaufnahme, und das Krankenhausleben wird in vieler Hinsicht dadurch beeinflußt. So müssen zum Beispiel Patienten, bei denen eine stationäre Behandlung oder Operation geplant ist, ganze zwölf Wochen auf ein freies Bett warten, weil die Notfälle Priorität haben. Wenn so ein Patient zum Beispiel an einem operativ entfernbaren Krebsgeschwür leidet, dann ist es schwierig, diese Verzögerung zu akzeptieren.

Dennoch geht der Trend dahin. Das Krankenhaus behandelt schon vorhandene Krankheiten in einem fortgeschrittenen oder kritischen Stadium. Die Klientel des Krankenhauses besteht in wachsender Anzahl aus Patienten mit akuten Krankheiten, so daß sogar Krebs hintangestellt wird. Und es ist mitnichten so, daß das Krankenhaus ungewollt in diese Rolle gerutscht ist; im Gegenteil, es scheint die logische Folge von einer Reihe von Entwicklungsprozessen zu sein.

Das Massachusetts General Hospital besteht heute aus 21 Gebäuden entlang der Ufer des Charles River. Zu diesem Komplex gehört unter anderem das erste Gebäude, das Bulfinch Building, und das neueste, das Gray Building, sowie die Jackson Towers, an denen noch gebaut wird. Alles inklusive hat das Krankenhaus 1000 Betten, und es ist eine der größten Kliniken in den Vereinigten Staaten.

Unsichtbar ist ein Komplex derselben Größe, mit all seinen Gebäuden, die während der letzten 146 Jahre gebaut und wieder abgerissen wurden – die Isolierstationen, das Gebäude für ansteckende Krankheiten, die Labors und Operationssäle, die mit den sich ändernden Anforderungen der Medizin und dem Wandel im Spektrum der Krankheiten kamen und gingen.

Das Krankenhaus ist inzwischen so groß und so geschäftig, daß es schwierig ist, die Gesamtheit seiner Aktivitäten zu begreifen. 1967 wurden 27 000 Patienten stationär aufgenommen, 16 000 Operationen durchgeführt, 62 000 Menschen in der Notaufnahme behandelt, 115 000 Menschen einer Röntgenuntersuchung unterzogen; es gab 226 000 Patienten in der Klinik, und es wurden 176 000 Rezepte ausgestellt. Diese Zahlen sind so groß, daß sie fast bedeutungslos wirken.

Eine bessere Methode, um zu begreifen, was in einer Klinik geleistet wird, ist, sich den Betrieb an 365 Tagen im Jahr 24 Stunden lang anzusehen. Tut man dies, dann kommt man zum Ergebnis, daß in dem Krankenhaus alle acht Minuten ein neuer Patient aufgenommen wird. Röntgenaufnahmen werden alle fünf Minuten gemacht. Alle 20 Minuten wird ein neuer Patient stationär aufgenommen. Und alle 30 Minuten wird eine Operation begonnen.

Der Finanzbedarf der Klinik beläuft sich auf 35 Millionen Dollar im Jahr. Sie ist inzwischen so teuer geworden, daß die anfängliche Summe von 140 000 Dollar, die gebraucht wurde, um das Krankenhaus 1821 zu bauen, heute den Betrieb für nicht einmal anderthalb Tage aufrechterhalten könnte.

Die wachsenden Patientenzahlen wurden durch eine Zunahme der Lehrtätigkeit ausgeglichen. Von einer Handvoll Medizinstudenten, die im Jahre 1821 einem Facharzt folgten, ist die

Studentenzahl in der Klinik auf mehr als 800 angewachsen: 250 Medizinstudenten, 304 *Interns* und *Residents* sowie 339 Krankenpflegeschüler.

Zu diesen zwei traditionellen Aufgaben – Krankenversorgung und Lehre – kam eine dritte hinzu: die Forschung. Hier ist das Wachstum atemberaubend. Noch im Jahre 1935 belief sich das Forschungsbudget des MGH auf 44 000 Dollar. 1967 waren es 10,5 Millionen, mit weiteren 1,3 Millionen für die indirekten Forschungskosten. Die Forschungsaktivitäten haben das Krankenhaus in seinem Gesamtbild verändert, indem sie, zusammen mit der medizinischen Hochschule, ein vollständiges System für den medizinischen Fortschritt daraus machten. Hier werden Entdeckungen gemacht; sie werden bei den Patienten angewendet; und neue Generationen von Ärzten werden in den neuen Techniken ausgebildet.

Mit dieser Orientierung auf Innovation und der Verpflichtung gegenüber dem wissenschaftlichen Fortschritt leistete das MGH einen wichtigen Beitrag zur langen Krankenhausgeschichte. Mit anderen Entwicklungen, wie zum Beispiel der starken Gewichtung der Notfallmedizin, liegt es voll im Trend anderer Krankenhäuser in den Vereinigten Staaten. Allerdings geht im MGH die Entwicklung noch ausgeprägter vonstatten.

Die Krankenhausgeschichte beginnt schon vor mehr als 2000 Jahren mit dem ersten Krankenhaussystem, das gut erforscht ist, den »Aeskulapia« von Griechenland. Diese tauchten erstmals im Jahre 350 v. Chr. in Form von Tempeln für Aeskulap auf. Aeskulap war ein vergöttlichter Arzt, der fast ein Jahrtausend früher lebte. (Homer beharrt darauf, daß Aeskulap ein Sterblicher war, obwohl er ein Schüler des Zentauren Chiron war.) Das Schicksal des Aeskulap in der Legende ist eine Ironie, denn es zeigt zum ersten Mal auf, daß eine gute Gesundheitsversorgung zu einem Bevölkerungsproblem führen kann. Der Legende nach war Aeskulap so erfolgreich als Heiler, daß der Hades entvölkert wurde; Pluto beschwerte sich bei Zeus, der Aeskulap mit einem Blitzschlag auslöschte. Die Aeskulap-Tempel waren nicht Krankenhäuser im eigentlichen Sinne, sondern vielmehr religiöse Institutionen, in welche die Patienten von weit her kamen, in der Hoffnung, von den Göttern heimgesucht und geheilt zu werden; der Medizinhistoriker Henry Sigerist sieht in Lourdes eine moderne Parallele hierzu.

Wie nicht anders zu erwarten, wurden diejenigen Menschen am häufigsten geheilt, die an Krankheiten litten, welche man heute als hysterisch oder psychosomatisch bezeichnen würde – Kopfschmerzen, Schlaflosigkeit, Verdauungsbeschwerden, psychogene Blindheit und so weiter.

Krankenhäuser im moderneren Sinne gab es erst im späten römischen Zeitalter; ihre Entwicklung stand in engem Zusammenhang mit der Verbreitung des Christentums in Europa. Das Wort »Hospital« kommt vom Lateinischen »hospes«, was soviel wie Gast heißt. Dieselbe Wurzel führte zu dem Wort »Hotel«. Tatsächlich waren die ersten Hospitäler Hotels sehr ähnlich. In der Hauptsache waren es Orte, an denen Kranke sich ausruhen konnten und zu essen bekamen, bis sie sich wieder erholten oder starben. Alle Krankenhäuser wurden von der Kirche geleitet, und die meisten waren Klöstern angeschlossen. Die Medizin wurde von Mönchen und Priestern praktiziert.

Theoretisch, so bemerkt Sigerist, »gab das Christentum dem Kranken eine Stellung in der Gesellschaft, die er nie zuvor gehabt hatte: eine bevorzugte Stellung. Als das Christentum die offizielle Religion des Römischen Reiches wurde, wurde die Gesellschaft selber verantwortlich für die Pflege der Kranken.«

Praktisch gesehen hatte diese bevorzugte Stellung ihre Nachteile. Die Bedingungen in den mittelalterlichen Hospitälern waren sehr unterschiedlich. Einige von ihnen, die genügend Geld hatten und gut geführt wurden, waren berühmt für ihre humane

Behandlung, für ihre fröhliche und großzügige Umgebung. Aber die meisten waren nichts anderes als Aufbewahrungsinstitutionen, um ansteckende und der Gesellschaft lästige Menschen von den Straßen fernzuhalten. An diesen Orten waren Überfüllung, Dreck und hohe Mortalitätsraten sowohl bei den Patienten als auch beim Personal die Regel.

Dies alles führte bald dazu, daß man Krankenhäuser lieber mied, wenn es irgend möglich war. Wohlhabendere – und weltmännischere – Patienten wurden bei sich zu Hause von Apothekern und Barbier-Chirurgen behandelt; nur die Reisenden, die ganz Armen und die hoffnungslos Kranken fanden den Weg ins Krankenhaus, und für diese Menschen war es in der Tat ein »Vorzimmer zum Grab«.

In der Renaissance und dem Zeitalter der Reformation lockerte sich der Zugriff der Kirche auf Krankenhäuser und die medizinische Praxis. Medizinische Schulen entstanden in Salerno, Bologna, Montpellier und Oxford; in England löste Henry VIII. das Kloster-Krankenhaus-System in seiner Ganzheit auf, und ein Netz von privaten, gemeinnützigen, freiwilligen Krankenhäusern trat an seine Stelle.

Eine medizinische Hochschule wurde 1622 an St. Bartholomew's angeschlossen; es ist also schon seit nahezu 350 Jahren ein Lehrkrankenhaus. Unter seinen hervorragenden Ärzten und Chirurgen waren William Harvey, der Entdecker des Blutkreislaufes; Percival Pott, der als erster die Pott's Krankheit, die Tuberkulose der Wirbelsäule, beschrieb; der brillante und erfinderische Chirurg John Abernethy; außerdem Sir James Paget, der Mann, der die Paget-Krankheit (deformierender Knochenschwund) beschrieb.

Im 17. Jahrhundert wuchs das städtische London enorm, dennoch gab es nur zwei Krankenhäuser – St. Bartholomew's und St. Thomas's. Die Anforderungen an diese zwei Institutionen führten allmählich zu einer wichtigen Veränderung in deren

Funktion. Anstatt alle Patienten zu versorgen, konzentrierten sie sich auf diejenigen, die geheilt werden konnten, und überließen die unheilbaren den Asylen und Gefängnissen. Im Jahre 1700 wurde von St. Thomas's kategorisch angeordnet: »Keine Aufnahme von Unheilbaren« – eine harte Entscheidung, aber sie beinhaltete den ermutigenden Hinweis darauf, daß die Medizin anfing, ihre Patienten einzuteilen in solche, denen geholfen werden konnte, und solche, bei denen nichts mehr auszurichten war. Ein paar Jahre später wurde die Situation humaner. Ein wohlhabender Kaufmann, Sir Thomas Guy, finanzierte eine der ersten freien Privatkliniken, in der alle Patienten gepflegt wurden, heilbar oder nicht.

Zu diesem Zeitpunkt hatte das Krankenhaus durchaus schon moderne Aspekte, aber es blieb ein Ort, vor dem man sich fürchtete und den man mied. George Orwell stellte fest: »Wenn man die Literatur bis zum späten 19. Jahrhundert betrachtet, so findet man, daß ein Krankenhaus meistens als eine Art Gefängnis angesehen wird, und zwar ein altmodisches, kerkerartiges Gefängnis. Ein Krankenhaus ist ein Ort voll Dreck, Qual und Tod, eine Art Vorzimmer zum Grab. Keiner, der nicht mittellos war, ging an solch einen Ort, um sich behandeln zu lassen.«

Unter diesen Umständen ist es nicht verwunderlich, daß die ersten amerikanischen Siedler es nicht eilig hatten, Krankenhäuser zu bauen.

Obwohl nur ein Arzt unter den Passagieren der Mayflower war, waren die ersten Immigranten nach Massachusetts im allgemeinen erstaunlich gebildet. Einer Schätzung zufolge gab es im Jahre 1640 einen Absolventen von Oxford oder Cambridge auf 250 Siedler. Das mag der Grund dafür gewesen sein, warum Massachusetts die erste Hochschule (Harvard, 1636), die erste Druckpresse (in Cambridge 1639) und die erste Zeitung der Kolonie hatte (Boston, 1704). Massachusetts lieferte außerdem den ersten medizinischen Artikel, der in der Neuen Welt geschrieben und veröffentlicht wurde – »A Brief Rule to Guide the Common People of New England how to order themselves and theirs in the Small-Pocks, or Measels.« (Eine kurze Anleitung für die Bevölkerung von Neuengland zum Umgang mit Windpocken und Masern.) Er wurde von Thomas Thacher geschrieben, dem ersten Pfarrer der Old South Church. (Nicht alle Energien der Siedler wurden jedoch auf intellektuelle Ziele verwendet; in Massachusetts gab es auch die erste Syphilis-Epidemie der Neuen Welt. Boston, 1646.)

Nichtsdestotrotz hatte Boston nach der Besiedlung zweihundert Jahre lang kein Krankenhaus. Während dieser Zeit wuchs die Stadt sehr schnell – von einer Bevölkerung von 4500 im Jahre 1680 auf 11 000 im Jahre 1720 und schließlich 32 896 im Jahre 1810. Inzwischen war offensichtlich, daß ein Almosenhaus für die Bevölkerung nicht mehr ausreiche. Eine Feststellung, die in den größeren Städten Philadelphia und New York schon einige Jahre zuvor getroffen worden war.

Im Jahre 1811 schrieb Reverend John Bartlett, Kaplan des überfüllten Almosenhauses, an »fünfzehn oder fünfundzwanzig der reichsten und respektiertesten Bürger von Boston« und flehte um finanzielle Unterstützung für den Bau eines Krankenhauses. Kurz davor hatten zwei Professoren der neu gegründeten *Harvard Medical School* einen ähnlichen Brief geschrieben. Ihr Interesse war etwas anders gelagert, da die medizinische Hochschule ein Krankenhaus für Lehrzwecke benötigte. Jeder Versuch, das bestehende Almosenhaus zu benützen, war durch die örtliche medizinische Gesellschaft, deren Mitglieder Angst vor dem Einfluß der Hochschule auf die medizinische Praxis hatten, blockiert worden.

In diesen Briefen wiederholten sich einige Themen: daß ein Krankenhaus unabdingbar für die Ausbildung junger Ärzte sei; daß die vorhandenen Einrichtungen nicht ausreichen würden;

daß die christliche Nächstenliebe die Unterstützung eines Krankenhauses gebiete; daß Boston hinter Philadelphia und New York zurückgefallen sei.

Der Appell war in einigen Aspekten durchaus erfolgreich. Als man den Fonds im Jahre 1816 einrichtete (durch den Krieg 1812 gab es eine Verzögerung), wurden in den ersten drei Tagen 78 802 Dollar gesammelt. Insgesamt wurden über 140 000 Dollar gespendet.

Der Bundesstaat beteiligte sich in folgender Weise: Man schrieb eine Satzung zur Gründung des Massachusetts General Hospital; es wurde Land entlang den Ufern des Charles River zur Verfügung gestellt; man lieferte Granit für den Bau des Gebäudes; und man schickte Strafgefangene für die Bauarbeiten.

Der Architekt des Gebäudes war Charles Bulfinch Jr., führend in seiner Branche und Sohn eines prominenten Arztes. Mit seiner Kuppel war das Gebäude ein architektonisches Wunderwerk seiner Zeit. Es wurde noch Jahre später als schönstes Gebäude in Boston angesehen. Auch von den Organisationsstrukturen her war es ziemlich fortschrittlich; es war nach dem Vorbild englischer städtischer Lehrkrankenhäuser, vor allem nach dem Guy's Hospital in London, gebaut worden.

Die neue Institution war jedoch nicht sofort bei der Bostoner Bevölkerung beliebt. Der erste Patient erschien am 3. September 1821, bis zum 21. September kam kein weiterer. Das Krankenhaus war bis zum Jahre 1850, als die zahlreichen Emigranten aus Irland die Bevölkerung vervierfachten, niemals voll belegt.

Dieses Mißtrauen gegenüber der neu gegründeten Einrichtung wird oft den Erfahrungen mit früheren Krankenhäusern, wie dem Militärkrankenhaus der Revolution (von dem Benjamin Rush sagte, es »nahm den Vereinigten Staaten mehr Bürger als die Waffen«), den Pesthäusern und den Almosenhäusern, zugeschrieben. Es wird vollkommen verständlich, wenn man sich ansieht, wie es um die medizinische Wissenschaft bestellt war, als das Krankenhaus die Tore öffnete.

Im Jahre 1821 wußte man noch nicht, daß Infektionskrankheiten durch Sauberkeit vermieden werden können. Man bemühte sich nicht, das Krankenhaus sauber zu halten; Ärzte gingen aus den Autopsiehallen direkt an das Krankenbett, ohne sich die Hände zu waschen. Chirurgen operierten in den schäbigsten Straßenkleidern.

1821 war das Stethoskop ein neumodisches französisches Gerät, das erst vier Jahre zuvor von Laënnec erfunden worden war. (Es war ein Rohr, das so gebaut war, daß der Arzt es in zwei Teilen im Zylinder transportieren konnte.) Die Injektionsspritze war eine Neuheit; das Thermometer wurde erst 40 Jahre später eingeführt; und auf die Röntgendiagnostik mußte man noch beinahe 100 Jahre warten.

Im Jahre 1821 standen auf der Medikamentenliste eines Arztes viele Substanzen von zweifelhaftem Wert, unter anderem auch lebende Würmer, Ameisenfett, Schlangenhäute, Strychnin, Galle und menschlicher Schweiß. Noch kurze Zeit vorher sah Gouverneur John Winthrop das pulverisierte Horn eines Einhorns als wertvollen Beitrag zu seinem amtlichen Arzneibuch an. Und wenn all dies übertrieben erscheint, dann sollte man vielleicht daran erinnern, daß noch im Jahre 1910 einige Ärzte der Klinik Strychnin für ein gutes Medikament gegen Lungenentzündung hielten.

Im Jahre 1821 gab es noch keine Narkose und infolgedessen wenig Operationen. Die Rate der postoperativen Infektionen lag bei nahezu 100 Prozent. Die Mortalität bei chirurgischen Eingriffen betrug fast 80 Prozent. Im ersten Jahr nach der Eröffnung wurden im Krankenhaus 115 Patienten behandelt. Es existieren zwar keine Aufzeichnungen mehr aus jener Zeit, aber man weiß, daß die jährliche Sterblichkeitsrate nahezu konstant bei zehn Prozent lag.

Natürlich hat das Krankenhaus seither in erstaunlicher Weise an Größe und Komplexität zugenommen. Das Wachstum wird für gewöhnlich nicht hinterfragt; es ist eine Besonderheit der amerikanischen Mentalität, daß Wachstum in beinahe allen Bereichen gutgeheißen wird. (Man denke nur an die sinnlose Jubelfeier, als unsere Bevölkerung auf zweihundert Millionen angewachsen war.) Man könnte sich fragen, ob die heutige Größe des MGH und seine derzeitige Konzentration auf die akute, heilende Medizin irgendwelche Nachteile mit sich bringt. Die Frage ist schwer zu beantworten.

Da ist zunächst die Größe. Sowohl für Patienten als auch für Ärzte kann die enorme Größe des Krankenhauses Probleme mit sich bringen. Der Patient kann es kalt, riesig und unpersönlich finden; der Arzt, dessen Patienten in einem weiten Umfeld verstreut sind, wird manchmal von einem Bett zum anderen einen halben Kilometer zurücklegen müssen. Die intime, haltgebende Atmosphäre, die in kleineren Häusern möglich ist, kann in dieser Weise hier nie aufkommen.

Auf der anderen Seite erlaubt eine große Patientenzahl aktive Forschung an einem breiten Spektrum seltenerer Krankheiten; und das Krankenhaus hat eine Expertenfunktion bei solchen Krankheiten. In ähnlicher Weise können technisch komplizierte Untersuchungen, die ein speziell ausgebildetes Personal und teure Maschinen erfordern, in einem großen Krankenhaus unterhalten werden, und diese Untersuchungen können mit einem hohen Grad an Sachverstand durchgeführt werden. Patienten, die eine Operation am offenen Herzen oder eine komplizierte Strahlentherapie benötigen, finden hier die Ausrüstung für solche Verfahren – und, was genauso wichtig ist, das Personal, das solche Verfahren täglich durchführt.

Was die Konzentration auf heilende Maßnahmen und schon vorhandene organische Erkrankungen betrifft, können zwei Dinge gesagt werden. Zum ersten ist die Fähigkeit der Klinik, für den Patienten zu sorgen, nachdem er entlassen wurde, nicht so gut, wie man es sich wünschen würde. Das MGH gründete im Jahre 1905 den ersten Sozialdienst in Amerika, um eine Weiterversorgung in nicht streng medizinischer Hinsicht zu ermöglichen. Solche Abteilungen sind heute Standard in den meisten größeren Kliniken. In ähnlicher Weise sind die Ambulatorien dafür eingerichtet, die ambulanten Patienten medizinisch weiter zu versorgen. Aber viele Patienten nehmen diese Nachbehandlungen nicht wahr; sie reagieren nicht auf die Anrufe der Sozialarbeiter oder nehmen ihre Termine nicht wahr. Man darf ihnen nicht alleine die Schuld an dieser Misere geben, denn diese ambulanten Dienste sind für die Patienten, die sie nutzen wollen, im Normalfall recht zeitaufwendig. Der Betreffende muß nicht nur Stunden in der Klinik zubringen, sondern sich außerdem noch die Zeit nehmen, jedesmal zum Krankenhaus und zurück zu fahren.

Zweitens hat das Krankenhaus schon gemäß seiner Definition nicht viel für die Prävention von Krankheiten getan. Das hat noch kein Krankenhaus. Seit den Aesculapia haben Krankenhäuser sich als passive Institutionen definiert, die jeden aufnehmen, der zu ihnen kommt, aber niemanden selbst aussuchen. Dazu ein paar Anmerkungen. Zum Beispiel hat ein großer Anteil der Patienten im psychiatrischen Akutdienst eine familiäre Belastung mit schweren psychischen Erkrankungen. Im Fall des jungen Mädchens, das versuchte, sein Kind zu töten, war der Vater Alkoholiker; ihre Mutter und ihr jüngerer Bruder hatten Selbstmord begangen; ihr zwanzigjähriger Ehemann, ein Schuhverkäufer, war kurz zuvor wegen eines akuten psychotischen Schubs in ein staatliches Krankenhaus eingeliefert worden.

Man kann psychische Erkrankungen fast als infektiös betrachten, in dem Sinn, daß diese Krankheiten sich so häufig selbständig weiterentwickeln. Man ist versucht zu behaupten, daß echte Infektionskrankheiten am besten in der Allgemeinheit behandelt werden sollten, indem man gezielte Therapie- und Vorsorgemaßnahmen anwendet; in der Tat ist der Sieg über die Infektionskrankheiten – einer der Triumphe der Medizin dieses Jahrhunderts – etwas, an dem Krankenhäuser überhaupt keinen Anteil hatten.

Genauso wird in Krankenhäusern an psychische Erkrankungen herangegangen. Dadurch werden die Grenzen dieser auf Heilung organischer Erkrankungen ausgerichteten Institutionen besonders deutlich. Wenn neue Ideen nötig sind, dann kommen sie bestimmt nicht von diesem Krankenhaussystem in seiner derzeitigen Struktur. Krankenhäuser haben auch keinen Einfluß auf den Verlauf von Tuberkulose, Lepra und Pocken nehmen können.

Einige der Umstrukturierungen, die das Krankenhaus vornimmt, um diese Grenzen aufzuheben, werden später diskutiert werden. Aber es muß auch über interne Strukturen des Krankenhauses nachgedacht werden, und das ist das Thema des nächsten Kapitels.

JOHN O'CONNOR

Die Kosten der Gesundheit

Bis zum Tage seiner Aufnahme im Krankenhaus war John O'Connor, ein fünfzigjähriger Fahrdienstleiter aus Charlestown, vollkommen gesund. Er war an keinem einzigen Tag seines Lebens krank gewesen.
Am Morgen seiner Aufnahme wachte er früh auf und klagte über einen dumpfen Schmerz im Bauch. Er erbrach sich einmal, wobei er eine klare Substanz von sich gab, und hatte etwas Durchfall. Er ging zu seinem Hausarzt, der sagte, er habe kein Fieber und sein Blutbild sei normal. Er teilte Mr. O'Connor mit, daß es sich wahrscheinlich um einen Magen-Darm-Infekt handle, und riet ihm, sich hinzulegen und ein schmerzstillendes Mittel für seinen Magen zu nehmen.
Am Nachmittag fing Mr. O'Connor an zu glühen. Er hatte zwei Schüttelfrostanfälle. Seine Frau meinte, er solle noch einmal seinen Arzt anrufen. Als Mr. O'Connor zum Telefon ging, brach er zusammen. Um siebzehn Uhr brachte ihn seine Frau in die Notaufnahme des MGH, wo man feststellte, daß er 42 Grad Fieber und 37 000 weiße Blutkörperchen hatte (Normalbereich zwischen 5000 und 10 000).
Der Patient war im Delirium; er schlug wild um sich, so daß zehn Leute benötigt wurden, um ihn festzuhalten. Er gab nur unzusammenhängende Worte von sich und stöhnte. Er reagierte nicht auf seinen Namen. Während seines Aufenthaltes in der

Notaufnahme hatte er einen massiven wäßrigen Durchfall und gab mehrere Liter Flüssigkeit von sich.

Der Patient wurde vom internistischen Notarzt, John Minna, untersucht, der sofort eine fiebersenkende Therapie mit Aspirin, Alkoholeinreibungen, Luftzufuhr und einer Kältedecke anordnete. Daraufhin fiel die Temperatur rasch auf 37,7 Grad Celsius. Er war in einem Schockzustand, sein Blutdruck lag anfangs bei 70 zu 30 und der zentrale Venendruck bei null. Die folgenden drei Stunden bekam er drei Liter Plasma und zwei Liter Salzlösung infundiert, um die Flüssigkeit zu ersetzen, die er durch Schweißverlust und Durchfall verloren hatte. Er war außerdem in einer schweren Azidose, so daß man ihm zwölf Ampullen Natriumbicarbonat und Kaliumchlorid infundierte, um seinen Elektrolythaushalt zu korrigieren.

Es war nicht möglich, eine Anamnese des Patienten zu erheben. Seine Frau verneinte frühere Malariaerkrankungen, Fernreisen, ungewohnte Speisen, Infektionskrankheiten, Kopfschmerzen, Nackensteifigkeit, Husten, Auswurf, Halsschmerzen, geschwollene Lymphknoten, Gelenkentzündungen, Muskelschmerzen, Krampfanfälle, Hautinfektionen, Medikamenteneinnahmen oder zurückliegende Selbstmordversuche.

Seiner Frau zufolge gab es keine bemerkenswerten Erkrankungen in der Vergangenheit. Er war nie schwer krank gewesen und hatte nie im Krankenhaus gelegen. Seine Mutter starb mit 55 Jahren an Leukämie, sein Vater im Alter von 59 an einer Lungenentzündung. Der Patient hatte keine bekannten Allergien und rauchte oder trank nicht.

Die körperliche Untersuchung war unauffällig, außer einer leicht aufgetriebenen Bauchdecke und einer fraglich vergrößerten Leber, die man unterhalb des Rippenbogens tasten konnte. Die neurologische Untersuchung war normal, abgesehen von dem stuporösen, unansprechbaren Zustand des Patienten.

Es wurden Kulturen aus allen Körperflüssigkeiten – Blut, Urin,

Stuhl, Sputum und Liquor – angelegt, um etwaige bakterielle Besiedelungen festzustellen. Dem Patienten wurden Antibiotika in hohen Dosen gegeben, unter anderem ein Gramm Chloramphenicol, ein Gramm Oxacillin und zwei Millionen Einheiten Penicillin; später am Abend kamen noch Kanamycin und Colistin hinzu.

Röntgenaufnahmen der Lunge und des Bauchraumes waren unauffällig. Das EKG war normal. Der Hämatokrit war normal. Die weißen Blutkörperchen waren auf 37 000 erhöht, mit einem überwiegenden Vorkommen der polymorphnukleären Leukozyten, den Zellen, welche bei bakteriellen Infektionen zunehmen. Die Untersuchung des Urins zeigte einige weiße Blutkörperchen. Blutplättchen und Gerinnung waren normal. Blutzucker, Serumamylase, Aceton, Bilirubin und Harnstoff waren im Normbereich. Die Liquorpunktion erbrachte keinen Befund. Ein intravenöses Pyelogramm (eine Röntgenaufnahme der Nieren, bei der man ihre Funktion untersucht, indem man die Ausscheidung einer röntgendichten Flüssigkeit beobachtet) zeigte, daß die linke Niere normal funktionierte; die rechte hingegen reagierte nicht in normalem Maße. Der Harnleiter auf der rechten Seite schien erweitert. Man äußerte den Verdacht eines Verschlusses des rechten Nierenabflusses.

Weil der Bauch aufgetrieben war, punktierten die chirurgischen Assistenzärzte Dr. Robert Corry und Dr. Jay Kaufman ihn sechsmal an verschiedenen Stellen und versuchten, Flüssigkeit aus der Bauchhöhle zu gewinnen. Es gelang nicht.

Dr. Minna stellte die Diagnose Septikämie oder generalisierte Infektion im Blutkreislauf mit unbekanntem Ausgangsherd. Als Möglichkeiten nannte er die Harnwege, den Magen-Darm-Trakt, die Gallenblase oder den Herzbeutel. Er war der Meinung, daß das Zentralnervensystem gemäß den Befunden nicht für das Fieber verantwortlich war. Die Krankengeschichte gab auch keinen Hinweis auf eine Erkrankung der Schilddrüse oder eine Medikamenteneinnahme als Ursache für die erhöhte Temperatur.

Das war im großen und ganzen auch die Schlußfolgerung der Neurologen, die sich den Patienten später am Abend ansahen. Sie meinten, daß Mr. O'Connor eine Infektion irgendeines Organsystems erlitten hatte, die dann plötzlich zur Streuung der Bakterien in das Blutsystem und somit zu Fieber und Schock geführt hatte. Sie dachten, die Primärinfektion sei im Harnwegssystem oder im Gastrointestinaltrakt beheimatet gewesen, oder vielleicht sogar in einem kleinen Bereich der Lunge. Ihrer Meinung nach waren Meningitis, Enzephalitis, Subarachnoidalblutung oder andere zentralnervöse Ursachen unwahrscheinlich.

Ein angeforderter chirurgischer Konsiliar äußerte später am Abend die Meinung, daß in Anbetracht des Fehlens einer muskulären Abwehrspannung und der Tatsache, daß keine Flüssigkeit aus der Bauchhöhle gewonnen werden konnte, ein akutes abdominelles Geschehen unwahrscheinlich sei.

Urologische Oberärzte untersuchten den Patienten am selben Abend und sahen sich noch einmal die Röntgenaufnahmen der Nieren an. Sie teilten die Ansicht, daß die rechte Niere keinen richtigen Abfluß hatte, aber sie konnten nicht sagen, ob es sich um etwas Neues oder eine sich langsam entwickelnde Veränderung handelte. Sie fanden keinen Hinweis auf eine Infektion der Prostata als Ursache für das hohe Fieber.

Mr. O'Connor wurde auf die Liste der kritischen Fälle gesetzt und auf die Intensivstation im Bulfinch-Gebäude verlegt. Nach 12 Stunden im Krankenhaus war seine Temperatur gesunken, aber man hatte noch keine Erklärung für das Geschehen gefunden.

Bevor der weitere Weg von Mr. O'Connor im Krankenhaus geschildert wird, unterbrechen wir einen Moment und schauen uns einmal an, mit was für Anfangssymptomen der Patient kam und was für eine Therapie er bekam.

Mr. O'Connor kam mit hohem Fieber und Schocksymptomatik. Klassischerweise ist das Fieber unklaren Ursprungs ein Problem aus der Kinderheilkunde, und es stellt immer ein Problem dar, aus denselben Gründen wie bei Mr. O'Connor – der Patient kann einem nicht mitteilen, wie es ihm geht oder was weh tut. Das hohe Fieber bei Kindern ist jedoch meist weniger besorgniserregend als bei Erwachsenen, da Kinder Fieber besser tolerieren. Bei Erwachsenen führt längerwährendes hohes Fieber schneller zu dauerhaften Hirnschäden, und es hat häufiger einen tödlichen Ausgang.

Die häufigste Ursache für Fieber, sowohl bei Erwachsenen als auch bei Kindern, sind Infektionen; auch für das Fieber unklaren Ursprungs sind Infektionen die häufigste Ursache. Ab und zu sieht man einmal ungewöhnlichere Ursachen, wie bösartige Tumoren, Gehirnblutungen, Medikamenteneinnahmen oder eine akute Überfunktion der Schilddrüse, aber in den meisten Fällen sind unbekannte Infektionsherde die Ursache für unerklärbares Fieber.

Heute ist bekannt, daß man in abgeschlossenen Körperorganen Infektionsherde beherbergen kann, ohne daß der Körper große Reaktionen darauf zeigt; wenn die Infektionserreger dann aber in den Blutkreislauf gelangen, kann es zu einem »Bakterienregen« und einem folgenden Temperaturanstieg kommen. Normalerweise dauert solch ein Bakterienregen nur wenige Minuten oder Stunden an, und oft endet er, bevor es zu einem Anstieg der Körpertemperatur kommen konnte. Dadurch wird die Diagnosestellung erschwert – wenn man die Bakterien im Blut erwischen will, muß man *vor* dem Temperaturgipfel Blut abnehmen, und nicht währenddessen oder danach.

Man dachte, daß Mr. O'Connor sich in genau so einer Situation befand: eine eingekapselte Infektion, die periodisch Bakterien in den Blutstrom streute und dadurch Fieberschübe verursachte. Aber sein Fieber war bedrohlich hoch. Und damit ein klassischer therapeutischer Konflikt, der so alt ist wie Hippokrates.

»Gegen extreme Krankheiten extreme Heilmittel«, schrieb Hippokrates. Aber er sagte auch: »Für schwere Krankheiten ist die genaueste Therapie die beste.« Eine genaue Therapie hängt jedoch von einer präzisen Diagnose ab, und hier liegt der Konflikt. Was ist eine Diagnose? Die Frage ist nicht so einfach zu beantworten, wie man zuerst annehmen könnte. Denn die Vorstellung, was eine akzeptable Diagnose darstellt, hat sich im Laufe der Jahre vollkommen geändert.

Eine Diagnosestellung hängt von zwei verschiedenen Dingen ab: davon, wie gut die Kenntnis des Arztes über die verschiedenen Krankheitsprozesse ist, und von den Therapiemöglichkeiten. Idealerweise enthält eine Diagnose die mögliche Ätiologie – das heißt die Ursache der Krankheit. Im Laufe der Medizingeschichte jedoch wurde die Ätiologie von Krankheiten meistens entweder ignoriert oder falsch zugeordnet (wie zum Beispiel »Fieber wegen eines Übermaßes an schwarzer Galle«).

Heute benötigt man eine exakte Diagnose, weil es inzwischen die passenden Therapien gibt. Trotzdem waren präzise Diagnosen schon immer notwendig. Zu Hippokrates' Zeiten ging es mehr um die Prognose als um die mögliche Therapie. Ärzte konnten Krankheiten nicht heilen und waren dementsprechend vor allem da, um den Verlauf einer Krankheit, den sie nicht beeinflussen konnten, vorherzusagen. Wie Robert Platt feststellte, war es »bis vor gar nicht allzu langer Zeit ... unwichtig, ob die Diagnose richtig oder falsch war ... Die Prognose war wesentlich wichtiger, vor allem in Hinsicht auf die Reputation des Arztes.«

Hippokrates war sehr besorgt um das Prestige des Arztes, das von dessen prognostischen Fähigkeiten abhing; in vielen Hippokratischen Schriften kann man sehen, wie sehr die Prognose ihn beschäftigt hatte: »Folgt Schlaf auf Delirium, so ist das ein gutes Zeichen.« »Diejenigen, die häufig ohne sichtbare Ursache das Bewußtsein verlieren, werden einen plötzlichen Tod sterben.« »Unruhiger Schlaf ist bei jeder Krankheit ein schlechtes Zeichen.« »Muskelkrämpfe nach einer Verwundung sind gefährlich.« »Eine Verhärtung der Leber bei der Gelbsucht ist schlecht.« »Wenn ein Genesender gut ißt, aber dennoch nicht zunimmt, ist das ein schlechtes Zeichen.«

Diese Beobachtungen haben auch heute noch Gültigkeit. Aber wir verlangen mehr von einer Diagnose, da die therapeutischen Möglichkeiten besser geworden sind. Wenn ein Mensch ohnmächtig wird, ist es zum Beispiel wichtig zu wissen, ob er eine Aortenstenose hat – und möglicherweise plötzlich stirbt –, ob er hysterisch ist, ob zuckerkrank oder ob er irgendeinen anderen Grund hat, bewußtlos zu werden. Kurz, wir wollen präzisere Diagnosen, weil wir präzisere Therapien haben.

Immer wieder in der Medizingeschichte dachten Ärzte, die richtigen, spezifischen Therapien zu besitzen, aber nur wenige davon haben sich bis heute halten können. Der Medizinhistoriker Berton Rouèche stellte fest, daß heute nur noch drei Medikamente aus dem 18. Jahrhundert Geltung haben: Chinin für die Therapie der Malaria, Colchicin für die Gicht und Fingerhut (Digitalis) für die Herzinsuffizienz. All die anderen »spezifischen« Mittel und auch die von Holmes als »peremptory drastics« (in etwa »entscheidendes, durchgreifendes Mittel«) bezeichneten Medikamente sind verschwunden.

Noch im Jahre 1910 schrieb L. J. Henderson: »Wenn ein durchschnittlicher Patient zu einem durchschnittlichen Arzt geht, dann stehen die Chancen eins zu eins, daß er von dieser Begegnung profitiert.« Seither ist viel geschehen – tatsächlich wurde praktisch jedes therapeutische und diagnostische Vorgehen, das bei Mr. O'Connor zur Anwendung kam, nach 1910 entwickelt. Klinisch gesehen gehen Diagnose und Therapie Hand in Hand.

Je genauer das eine wird, desto genauer muß auch das andere werden.

Die Weiterentwicklung von laborchemischen und technischen Untersuchungsmethoden in diesem Jahrhundert ist atemberaubend. Sehen Sie sich einmal die folgende Aufzählung der Untersuchungen an, die bei Mr. O'Connor durchgeführt wurden, und die Jahreszahlen, in denen diese Untersuchungen zum ersten Mal aus der Praxis beschrieben wurden:

Röntgen: Lunge und Bauchraum (1905–15)
Leukozyten (ca. 1895)
Aceton (1928)
Amylase (1948)
Calcium (1931)
Phosphat (1925)
GOT (1955)
LDH (1956)
CK (1961)
Aldolase (1949)
Lipase (1934)
Liquor-Eiweiß (1931)
Liquor-Zucker (1932)
Blutzucker (1932)
Bilirubin (1937)
Serumalbumin (1923–38)
Elektrolyte (1941–46)
EKG (1915)
Prothrombin-Zeit (1940)
Serum pH (1924–57)
Blutgase (1957)
Eiweißgebundenes Jod (1948)
Alkalische Phosphatase (1933)
Watson-Schwartz (1941)

Kreatinin (1933)
Harnsäure (1933)

Wenn man den geschichtlichen Verlauf der Entwicklung dieser und anderer heute gebräuchlicher Untersuchungen graphisch darstellen würde, so würde man über etwa 2000 Jahre hinweg eine flache Linie sehen, gefolgt von einem leichten Anstieg um 1850 herum, und einen steilen Anstieg bis zur heutigen Zeit. Das ist die Bedeutung der technologischen Neuentwicklungen. Sie haben die Medizin getroffen wie ein Donnerschlag: in den letzten hundert Jahren sind weit mehr Fortschritte gemacht worden als in den zweitausend Jahren davor. Dies ist nicht verwunderlich. Die meisten Forscher der Geschichte leben in der heutigen Zeit; daher werden auch die meisten Entdeckungen der Geschichte heute gemacht. Die Konsequenzen dieses enormen Ergusses von Informationen und Techniken sind noch schwer zu begreifen. Viele Fragen kommen bei so weitläufigen Themen wie der medizinischen Ausbildung und der Euthanasie auf.
Was den Fall von Mr. O'Connor so interessant macht, ist, daß er uns dieses riesige Netz von technologischen Fortschritten veranschaulicht, durch das die diagnostischen Verfahren und die Behandlung sich heute so radikal von denen vor dreißig Jahren unterscheiden.

Wahrscheinlich hatte Mr. O'Connor eine Infektion. Die Behandlung von Infektionskrankheiten wird als einer der größten Triumphe der modernen Medizin angesehen, gekrönt durch die Einführung der Antibiotika. Der Bakteriologe René Dubos betonte: »Die Abnahme der Sterblichkeit durch Infektionskrankheiten begann vor fast einem Jahrhundert und ist seither mit konstanter Geschwindigkeit fortgeschritten, unabhängig von der Anwendung spezifischer Therapien.« Er sagt weiter: »Diese Triumphe der modernen Chemotherapie haben die medizinische Praxis verändert und führen zu einem Wandel im Krankheitsspektrum der westlichen Welt, aber es gibt keinen Grund zu der Annahme, daß sie den *Sieg* über die erregerbedingten Krankheiten bedeuten.« Betrachten wir aus dieser Sicht einmal den antibiotischen »Cocktail«, den Mr. O'Connor kurz nach seiner stationären Aufnahme erhalten hat. Er war später Anlaß erhitzter Diskussionen, als sich nämlich der Zustand des Patienten nach den ersten zwei oder drei Tagen nicht besserte.

Der Umgang mit Antibiotika ist heute differenzierter als vor zwanzig Jahren, da man Nutzen und Grenzen dieser Medikamente besser kennt. Ganz allgemein gesagt ist ein antibiotischer Cocktail, eine Mischung von Medikamenten, die man verabreicht, bevor bekannt ist, welche Erreger für die Infektion verantwortlich sind, äußerst fragwürdig.

Die Argumente dagegen sind denkbar einfach. Bei Mr. O'Connor würde die Mischung von Antibiotika vielleicht nicht dazu führen, daß der ursprüngliche Infektionsherd beseitigt wird – aber der Cocktail hätte auf jeden Fall den Effekt, daß alle freien Bakterien im Blut getötet werden, womit eine Identifizierung der Mikroorganismen unmöglich wird. Ohne genaue Identifizierung ist keine spezifische Therapie, keine exakte Anpassung des Antibiotikums an den Erreger möglich. Außerdem nimmt diese Unfähigkeit, den Erreger zu identifizieren, dem Arzt die Möglichkeit, auf den ursprünglichen Infektionsherd zu schließen, da bestimmte Mikroorganismen oft in ganz bestimmten Organen vorkommen.

Die Argumente für diesen Cocktail sind genauso einfach: Das Fieber von Mr. O'Connor war gefährlich und stellte eine medizinische Notsituation dar. Die Ärzte hielten es für ihre Pflicht, das Fieber auf irgendeine Weise zu senken, selbst auf die Gefahr hin, daß weitere diagnostische Maßnahmen damit verbaut würden. Einer der Assistenzärzte sagte: »Er hätte sterben können, während wir auf das Wachsen der Kulturen warteten.«

Es führt alles zurück zu Hippokrates: Behandelt man mit einer starken Arznei oder besser mit einer spezifischen? Das MGH entschied sich für eine starke Arznei, eine breitwirkende antibiotische Mischung. Die Ärzte handelten in dem vollen Bewußtsein, daß dies das weitere Vorgehen negativ beeinflussen könnte. Schauen wir uns jetzt an, was mit Mr. O'Connor geschah.

1. TAG Mr. O'Connor überlebte die Nacht. Am nächsten Morgen war sein Blutdruck normal, und die Temperatur lag bei 37,2 Grad Celsius, aber er war immer noch sehr unruhig und nicht ansprechbar. Er wurde mit Morphin ruhiggestellt, und er erhielt weiterhin Infusionen zum Ausgleich seines Flüssigkeits- und Elektrolythaushaltes. Die Sauerstoffsättigung seines Blutes war von Anfang an schlecht gewesen, so daß Sauerstoff über eine Maske zugeführt wurde.

Um acht Uhr morgens kam der urologische Oberarzt zu ihm. Er war der Ansicht, daß eine rechtsseitige Peritonitis vorlag, eine Entzündung der sackartigen Haut, welche die Bauchorgane umgibt. Hinweise darauf gaben eine muskuläre Abwehrspannung auf der rechten Seite und ein Druckschmerz beim Abtasten der Leber. Die Darmgeräusche waren reduziert, was auf eine Infektion im Bauchraum hindeuten konnte. Die Untersuchung des Enddarms war schmerzhaft, was ebenfalls ein Hinweis auf solch eine Infektion war.

Um neun untersuchte Dr. Minna den Patienten noch einmal, und er stimmte darin überein, daß die Schmerzhaftigkeit auffiel, vor allem nach einer so hohen Morphindosis. Eine Röntgenuntersuchung der Gallenblase wurde geplant. Um elf Uhr sahen sich die Chirurgen Mr. O'Connor an. Sie stimmten darin überein, daß es sich um eine Infektion der Gallenblase handeln könnte, auch wenn das Bilirubin und die Amylase im Normbereich waren. Sie schlugen jedoch vor, mit einer Operation noch zu warten.

Um zwölf Uhr besah sich der Gastroenterologe noch einmal die

Röntgenaufnahme nach Kontrastmitteleinlauf, die unauffällig erschien. Man stellte fest, daß »wir noch im dunkeln tappen, was die Diagnose betrifft, aber darin übereinstimmen, daß es sich sehr wahrscheinlich um eine Sepsis durch einen entzündlichen Vorgang im rechten Abdomen handelt«. Sie waren jedoch der Ansicht, daß nach wie vor eine Perforation des Dünndarms, ein Duodenalgeschwür, eine Pankreatitis und andere Ursachen in Frage kamen, und ordneten eine Röntgenserie des oberen Magen-Darm-Traktes an.

Ungefähr um dieselbe Zeit äußerte sich der Stationsoberarzt, Dr. Kurt Bloch, dahingehend, daß Mr. O'Connors Krankheit »Rätsel aufgibt«, mit einigen Befunden, die darauf deuteten, daß es sich um eine nicht identifizierbare Infektion im rechten oberen Abdomen handeln könnte.

Später sahen sich die Chirurgen Mr. O'Connor noch einmal an und nahmen ihre vorherigen Vermutungen wieder zurück. Sie fanden jetzt keine Anzeichen von Peritonitis mehr.

Um acht Uhr abends untersuchten die Neurologen Mr. O'Connor nochmals; sie kamen zu dem Schluß, daß nach wie vor keine Anzeichen einer zentralnervösen Erkrankung vorlagen. Sie meinten, die Befunde sprächen am ehesten für eine abdominelle Infektion.

Am selben Abend kamen weitere pathologische Werte aus den Laboren. Sie stammten vom Tag der Aufnahme und enthielten unter anderem einen erhöhten Harnsäurewert von 17,1 (Normwerte zwischen 2,6 und 7 mg/dl) und einen auf 376 erhöhten Wert der Alkalischen Phosphatase (Normwerte bis 220 U/l). Die Untersuchung der Alkalischen Phosphatase wurde wiederholt und ergab einen noch höheren Wert von 610. Zwei weitere Enzyme waren ebenfalls leicht erhöht: die Glutamat-Oxalat-Transaminase (GOT) lag bei 123 (6–18) und die Lactat-Dehydrogenase (LDH) bei 540 (140–290). Es wurden sofort Blutproben für eine weitere Untersuchung der Werte abgenommen.

Diese beiden Enzyme, GOT und LDH, gelten als Maß der Zellzerstörung. Sie sind normalerweise in den Zellen; wenn die Zellen sterben, platzen sie und setzen ihre Enzyme frei, die in den Blutkreislauf gelangen. Man nimmt an, daß die Höhe der Enzymwerte mit dem Ausmaß der Zellschädigung korreliert, vor allem, wenn man mehrere Werte an aufeinanderfolgenden Tagen bestimmt. Aber diese Enzyme gibt es in vielen verschiedenen Zellen, so daß eine Erhöhung nicht direkt auf den Ort des Geschehens hindeutet. Zum Beispiel enthalten die Zellen von Herz, Skelettmuskulatur, Gehirn, Leber und Nieren die GOT; ein Schaden in einem dieser Organe führt zu einer Erhöhung dieses Enzyms. In den letzten Jahren hat man nach Enzymen gesucht, die spezifisch für bestimmte Gewebe sind. Die Kreatininphosphokinase (CK) wird zum Beispiel als einigermaßen spezifisch für Herzschäden angesehen.

2. TAG Um halb vier Uhr morgens bekam Michael Soper, ein internistischer Assistenzarzt, die Enzymwerte der letzten Untersuchung. Alle waren weiter angestiegen: die GOT lag jetzt bei 640, die LDH bei 1250 und die CK sehr hoch, bei 320. Er schrieb: »Ich habe noch nie eine so hohe CK gesehen und weiß nicht, wo das herkommt. Ich bezweifle, daß es rein kardialen Ursprungs ist. Das EKG von heute nacht ist unverändert.«
Um sieben Uhr morgens, bei der Morgenvisite, war der Bauch von Mr. O'Connor wieder ohne jegliche Anzeichen, die auf einen Erkrankungsprozeß der rechten Seite hinweisen würden. Alle Kulturen waren vom Labor zurück; alle waren negativ. Es wurde beschlossen, nur mit Penicillin und Chloramphenicol fortzufahren und alle anderen Antibiotika abzusetzen.
Später am Morgen wurde der Patient von einem infektiologischen Konsiliardienst angesehen, der zu dem Schluß kam, daß die Unruhe und mangelnde Ansprechbarkeit fast sicher mit einem Infekt im Magen-Darm-Trakt sowie mit einer Stoffwechselentgleisung zu-

sammenhingen. Die erhöhten Enzyme könnten Folge der unzureichenden Sauerstoffsättigung und des Schocks sein. Sie stellten jedoch auch fest, daß diese Tatsache die erhöhte Alkalische Phosphatase und die erhöhte Harnsäure nicht erklären konnte. Sie hielten auch eine Lebensmittelvergiftung durch Staphylokokken für möglich.

Da der Patient nicht selber sprechen konnte, wurde seine Frau noch einmal genau in Hinblick auf Symptome einer Schilddrüsenerkrankung oder länger bestehende Durchfälle oder andere Magen-Darm-Probleme befragt. Das schmerzstillende Mittel, das der Patient am Tag der Aufnahme geschluckt hatte, wurde ins Krankenhaus gebracht und untersucht. Es war Paregoric, ein opiathaltiges Mittel, das häufig verschrieben wird.

Währenddessen wurde der Patient von Dr. Alexander Leaf, dem internistischen Chefarzt, und Dr. Daniel Federman, seinem Stellvertreter, sowie einer großen Anzahl anderer Ärzte im Rahmen einer kurzfristig einberufenen Krisenrunde untersucht. Jede nur denkbare Diagnose, inklusive Pilzvergiftung und Cholera, wurde zu dieser Zeit in Betracht gezogen.

Der Zustand des Patienten blieb unverändert.

3. TAG Die fortbestehenden Probleme mit der Sauerstoffsättigung des Blutes führten dazu, daß die Ärzte der Lungenabteilung sich den Patienten ansahen. Sie rieten, die Lunge so gut wie möglich durch Nase und Luftröhre abzusaugen, das Abhusten zu fördern und die arteriellen Blutgase ständig zu kontrollieren. Der Zustand des Patienten besserte sich etwas im Laufe des Tages. Er wurde ruhiger. Am Abend reagierte er zum ersten Mal auf seinen Namen.

4. TAG Der Patient war lebhafter. Er wurde nochmals von den Chirurgen angesehen, die feststellten, daß seine Bauchdecke nach wie vor weich war und keine Indikation für eine Operation vorlag.

Das Valium, das er wegen seiner Agitiertheit erhalten hatte, wurde reduziert.

5. TAG Er wurde am Morgen von den Neurologen untersucht, die meinten, daß er »immer noch gedämpft wirkte«, verwirrt und desorientiert. Trotzdem fiel der Fortschritt seit der Einlieferung ins Auge. Er konnte Fragen beantworten. Als man ihn fragte, wo er war, sagte er: »Im Krankenhaus«, obwohl er nicht näher bezeichnen konnte, um welches es sich handelte. Wenn man ihn nach seinem Namen fragte, sagte er: »John.« Er konnte sein Alter nennen. Das Valium wurde ganz abgesetzt.
Seine Temperatur schwankte zwischen 37,2 und 37,7 Grad Celsius. Dr. Minna schrieb: »Es geht ihm in jeder Hinsicht besser.«

6. TAG Die Laborwerte, die vom vergangenen Tag vorlagen, waren weiter angestiegen. Die CK lag bei 2900, der höchste Wert in der Geschichte des Krankenhauses. Es gab immer noch keine Erklärung für diese Enzymverschiebungen. Der Patient war noch etwas wacher und reaktionsfähiger, obwohl seine geistigen Fähigkeiten noch lange nicht befriedigten. Auf Fragen hin errechnete er für eins plus eins »eins« und für zwei plus zwei »fünf«.

7. TAG Er konnte mündliche Befehle ausführen, wie »Drücken Sie meine Hand« und »Öffnen Sie Ihre Augen«. Aber er lag weiterhin fast den ganzen Tag mit geschlossenen Augen im Bett; es gingen wenig spontane Aktivitäten von ihm aus, und er sprach nur, um auf Fragen zu antworten.

8. TAG Der Blasenkatheter wurde entfernt. Er war in der

Lage, normal zu urinieren. Er war geistig reger und erinnerte sich zum ersten Mal an seinen Nachnamen.

9. TAG Die Blutkulturen zeigten jetzt ein Wachstum von gramnegativen Bakterien, als *Bacteroides* identifiziert, wahrscheinlich aus dem Darm stammend. Der Patient war in einem ausreichend guten Zustand, um über Gifte, Medikamente, Pilze, Arbeitsstoffe und eine mögliche Aufnahme von Schwermetallen befragt werden zu können; die Befragung ergab jedoch keinen Hinweis auf die Ursache seiner Krankheit. Er wurde nochmals von den Chirurgen angesehen, die befanden, daß seine Bauchdecke weich wäre und die Darmgeräusche normal.

10. TAG Er wurde von den Neurologen untersucht, die eine leichte Schwäche der proximalen Muskulatur feststellten und vorschlugen, daß man eine Messung der elektrischen Aktivität der Muskeln, ein Elektromyelogramm, machen solle. Außerdem wurde eine teigige Schwellung seiner Extremitäten festgestellt.

11. TAG Der geistige Zustand des Patienten wurde weiterhin besser. Eine erneute Röntgenaufnahme der Nieren war unauffällig.

12. TAG Dem Patienten ging es kontinuierlich besser. Die Enzyme gingen auf die Normalwerte zurück. Er hatte kein Fieber mehr.

13. TAG Der Kontrastmitteleinlauf wurde wiederholt, um eine etwaige Divertikulitis oder andere Infektionsquellen aufzudecken. Man konnte nichts finden.

14. TAG Das Elektromyelogramm war normal. Man beschloß, das Chloramphenicol abzusetzen und die Reaktion im Hinblick auf das Fieber zu testen.

15. TAG Das Chloramphenicol war abgesetzt. Dem Patienten ging es gut, er konnte Flüssigkeiten zu sich nehmen.

16. Tag Am zweiten Tag nach Absetzen der Antibiotika schwankte seine Temperatur zwischen 37,5 und 37,7 Grad Celsius.

17. Tag Es wurde eine Röntgenserie des oberen Gastrointestinaltraktes angefertigt, die unauffällig war. Am dritten Tag nach Absetzen der Antibiotika stieg die Temperatur wieder bis auf 38,8 Grad Celsius. Die Schmerzhaftigkeit und Abwehrspannung des rechten oberen Abdomens machten sich wieder bemerkbar.

18. Tag Die Chirurgen kamen zu dem Schluß, daß es sich um eine Cholezystitis, also eine Infektion der Gallenblase, handeln müsse, die wahrscheinlich als Cholangitis, eine Infektion der Gallengänge, begonnen hatte. Sie meinten jedoch auch, daß es sich um einen Leberabszeß handeln könnte. Der Patient bekam wieder Antibiotikainfusionen.

19. Tag Mr. O'Connor wurde von der Inneren auf die chirurgische Station verlegt, um auf eine mögliche diagnostische Bauchoperation vorbereitet zu werden. Sein geistiger Zustand wurde weiterhin klarer.

20. TAG Der Neurologe sah ihn und war ebenfalls der Meinung, daß der geistige Zustand sich besserte. Die Chirurgen stellten zudem fest, daß die Druckempfindlichkeit nach Gabe der Antibiotika wieder verschwunden war. Eine Röntgenuntersuchung der Gallenblase zeigte keine Füllung, aber die Aufnahmen waren von schlechter Qualität. Eine nuklearmedizinische Untersuchung von Leber und Milz ergab keine übermäßigen Anreicherungen.

21. TAG Die angesetzte Operation wurde wieder abgeblasen, um weitere Untersuchungen durchzuführen. Eine erneute Aufnahme der Gallenblase zeigte definitiv keine Füllung, dieses Mal bei guter Aufnahmequalität. Ein abdominelles Angiogramm wurde angesetzt.

22. und 23. TAG Wochenende. Spezielle Untersuchungen wie ein abdominelles Angiogramm konnten nicht gemacht werden, und alles weitere wurde bis zum Montag verschoben.

24. TAG Das abdominelle Angiogramm wurde durchgeführt. Unter lokaler Betäubung wurde ein dünner, flexibler Katheter durch die Femoralarterie im Bein nach oben in die Aorta und schließlich in den Truncus coeliacus geführt, von dem aus sich ein Netz von Arterien verzweigt, das alle Organe des oberen Bauchraums versorgt. Ein strahlendichter Farbstoff wurde injiziert, und die Gefäße wurden untersucht. Man fand keinen raumfordernden Prozeß (Tumor), und die Gefäße stellten sich normal dar. Der Patient erholte sich gut von der Untersuchung.

25. TAG Die Bauchdecke war weich und nicht druckschmerzhaft. Dem Patienten ging es gut. Er bekam immer noch Chloramphenicol-Infusionen. Die Enzymwerte waren inzwischen vollkommen normal.

26. TAG Der Patient hatte kein Fieber und fühlte sich gut. Das chirurgische Team beschloß, die Antibiotika abzusetzen und zu beobachten, ob das Fieber und die anderen Symptome wieder auftreten würden.

27. TAG Die Antibiotika waren abgesetzt. Die Temperatur und die Leukozytenzahl blieben normal. Der Patient war guter Dinge.

28. TAG Am zweiten Tag nach Absetzen des Antibiotikums gab es keine nennenswerte Verschlechterung des Patientenbefindens. Seine Frau war der Meinung, sein geistiger Zustand sei wieder völlig normal.

29. TAG Am dritten Tag nach Absetzen des Antibiotikums blieb der Zustand stabil. Er sagte, er fühle sich gut. Er hatte kein Fieber, und die Zahl der weißen Blutkörperchen blieb konstant.

30. TAG Der Zustand war weiterhin gut; seine Bauchdecke war weich und nicht druckempfindlich. Er sagte, er fühle sich gut. Man sah keinen Operationskandidaten mehr in ihm. Die Entlassung wurde für den nächsten Tag geplant.

31. TAG Entlassung. Die Entlassungsdiagnose lautete: Fieber unklaren Ursprungs mit Septikäme durch Bacteroides. Die Ärzte der Klinik blieben bei der Ansicht, daß dieser Patient wahrscheinlich eine Infektion des Gallensystems hatte.

Fünf Tage nach der Entlassung kam er in die Chirurgische Klinik zu Dr. Jack Monchik, der eine erneute Röntgenserie der Gallenblase anordnete und aufschrieb, daß der Patient, sollten erneut Infektionszeichen auftreten, sich wahrscheinlich die Gallenblase entfernen lassen müsse. Momentan ginge es dem Patienten jedoch sehr gut.
»Nichts zu tun«, sagte Hippokrates, »ist manchmal ein gutes Heilmittel.«
Oberflächlich betrachtet scheint die Krankengeschichte von Mr. O'Connor diese alte Weisheit des »aufmerksamen Beobachtens« zu bestätigen. Aber das stimmt nicht wirklich: Hätte Mr. O'Connor keine Behandlung erfahren, wäre er mit an Sicherheit grenzender Wahrscheinlichkeit innerhalb von 24 Stunden gestorben. Er erhielt eine lebensrettende symptomatische Therapie (die sein Fieber senkte) und eine Unterstützung der lebenswichtigen Funktionen (Atmungsunterstützung). Er wurde genau beobachtet von einem Ärzteteam, das bereit war, einzuschreiten und noch mehr Unterstützung zu gewährleisten, sollte sein Körper es verlangen.
Er wurde außerdem intensiven diagnostischen Bemühungen unterzogen, die allerdings nicht soviel Informationen erbrachten, wie man sich das gewünscht hätte. Seine Therapie war erfolgreich, aber kein Arzt des Krankenhauses konnte behaupten, daß er bei der Entlassung des Patienten genau gewußt hätte, was in diesem Fall vorgegangen war. Die Diagnose der Cholezystitis und Cholangitis war wahrscheinlich, aber nie bewiesen.
Die Krankenhausrechnung nach diesem Monat stationärer

Pflege belief sich auf 6172,55 Dollar. Das sind nur ein paar Dollar weniger als das Jahresgehalt von Mr. O'Connor. Aber er mußte sich deswegen keine Sorgen machen; anders als bei den meisten Patienten mit einer Krankenversicherung wurden Mr. O'Connors Kosten beinahe vollständig getragen. Seine persönliche Rechnung belief sich auf 357 Dollar.
In dieser Hinsicht, wie auch in vielen anderen Dingen, war Mr. O'Connor ein glücklicher Mann.

Das einzige wirklich große Problem moderner Krankenhäuser sind die Kosten. Diese Kosten können in verschiedener Weise analysiert werden, was meist verwirrend und wenig hilfreich ist. Aber die folgenden Punkte sind klar:
Erstens, die Kosten der Krankenversorgung sind raketenartig in die Höhe gestiegen. Der durchschnittliche Patient des MGH zahlt heute *pro Stunde*, was der durchschnittliche Patient 1925 *pro Tag* bezahlte. Noch im Jahre 1940 konnte ein Privatpatient ein Einzelzimmer für 10,25 Dollar am Tag haben; 1964 kostete es 50,60 Dollar; 1969 zwischen 72 und 110 Dollar pro Tag. Diese sprunghafte Zunahme setzt sich in einer konstanten jährlichen Steigerungsrate von sechs bis acht Prozent fort. In jedem der vergangenen drei Jahre mußte das MGH seine Kostensätze erhöhen. Und das Lehrkrankenhaus steht nicht alleine da in dieser finanziellen Zwickmühle. In jedem amerikanischen Krankenhaus steigen die Preise in demselben Maße an.*
Zweitens, die Kosten der Krankenversorgung haben viel schneller zugenommen als die anderer Güter und Dienstleistungen in

---

* Auch die Honorare der Ärzte sind schneller als irgendein anderer Faktor im Preisspiegel der Verbraucher gestiegen. Dennoch, die Krankenhauskosten haben sich in den vergangenen zehn Jahren fast verdoppelt, während die Honorare der Ärzte nur um 30 Prozent gestiegen sind.

der Wirtschaft. Die Krankenversorgung hatte die größte Preissteigerungsrate in den vergangenen Jahren, und die Tagessätze der Krankenhäuser haben einen großen Anteil an dieser Kostensteigerung.

Drittens, der einzelne, der über Krankenhauspflege nachdenkt, macht sich über Kosten so direkt keine großen Sorgen mehr. Die Zahlung durch Dritte hat die Öffentlichkeit in eine Art Apathie geführt, und das ist unklug – wenn auch aus keinem anderen Grund, als daß die meisten Menschen nur ein Viertel bis ein Drittel ihrer Kosten von ihrer Versicherung bezahlt bekommen, eine Tatsache, die sie erst sehr spät herausfinden.

Viertens, die häufige Überschneidung der Krankenversicherungen führt dazu, daß manche Patienten einen Gewinn machen, wenn sie im Krankenhaus behandelt werden, während Kostenerstattungen der staatlichen Fürsorge immer unterhalb der tatsächlichen Kosten der Behandlung liegen. In dieser Situation führt das Krankenhaus die losen Enden zueinander, indem Privatpatienten und ihren Versicherungsgesellschaften übermäßig hohe Rechnungen gestellt werden, um das Defizit durch die staatliche Fürsorge wieder auszugleichen – im Fall des MGH handelt es sich hierbei um rund 10 Dollar täglich, die zuviel verlangt werden.

Fünftens, kein Krankenhaus ist ganz alleine an seinen finanziellen Problemen schuld, sondern jedes wird durch die Aktivitäten oder die Einsparungsmaßnahmen anderer Krankenhäuser in der Gegend beeinflußt. Die Einsparungsmaßnahmen des Boston City Hospital und die dortige Bettenreduktion auf fast die Hälfte belasteten die anderen Krankenhäuser der Stadt, da sie genau die Patienten aufnehmen mußten, an denen eine Klinik nichts verdient, nämlich diejenigen, für die die staatliche Fürsorge zahlt. Der Niedergang des städtischen, durch Steuergelder finanzierten Bostoner Krankenhauses ist vergleichbar mit demjenigen vieler solcher Institutionen in anderen amerikanischen

Städten. In jedem Fall liegen politische und finanzielle Ursachen zugrunde. Die Folgen sind immer die gleichen – die Kosten werden auf die versicherten Patienten abgewälzt, die außerdem noch höhere Steuern für die ungenügend finanzierte staatliche Fürsorge zahlen sollen. Langfristig gesehen kommt es immer auf dasselbe heraus: Man kann sein Geld entweder in die höheren Steuern oder in die höheren Versicherungsprämien stecken. Aber in solch einer Situation ist es vermutlich besser, sich für eine von beiden Möglichkeiten zu entscheiden – und der Trend in den USA geht unmißverständlich zu einer universellen Krankenversicherung hin. Dr. John Knowles schreibt, daß viele Amerikaner von der Regierung verpflichtet werden, ihr Auto zu versichern. Warum sollte man sie also nicht auch verpflichten, eine Krankenversicherung abzuschließen?

Sechstens, die privaten Krankenversicherungen mögen als finanzielles Allheilmittel erscheinen, aber man sollte beachten, daß die privaten Organisationen bei ihren Zahlungsvorgängen oftmals irrational handeln. Zum Beispiel konnte man jahrelang für bestimmte Behandlungen – wie das Einrichten von Knochenbrüchen – kein Geld erstattet bekommen, außer man wurde zumindest für eine Nacht in ein Krankenhaus aufgenommen. Jemand, der problemlos in der Notaufnahme behandelt und dann nach Hause geschickt hätte werden können, mußte also aufgenommen werden, um die Kosten erstattet zu bekommen. Diese unnötigen Krankenhausaufenthalte ließen die Gesamtkosten des Gesundheitssystems steigen, und in der letzten Zeit werden solche Kostensteigerungen an die Verbraucher weitergegeben, in Form höherer Versicherungsprämien. Einige dieser seltsamen Zahlungsvorgänge wurden geändert, aber nicht alle.

Siebtens, das amerikanische Gesundheitssystem in seinem ganzen Spektrum – von der privaten Facharztpraxis bis zu den städtischen Krankhausstationen – war nie in der Lage, eine Wettbewerbslage herzustellen, die Wirtschaftlichkeit belohnt und fördert. Man hat es auch nie versucht. Die amerikanischen Ärzte haben sich verantwortungslos verhalten, was die meisten Kostenangelegenheiten der Gesundheitsversorgung betrifft. Man kann diese Verantwortungslosigkeit direkt bis zur American Medical Association, der Amerikanischen Ärztekammer, zurückverfolgen.

In den vergangenen 40 Jahren hat die American Medical Association in beinahe jeder Hinsicht zum Nachteil des Patienten gearbeitet; es ist eine Besonderheit dieser Organisation, daß sie auch zum Nachteil der Ärzte gearbeitet hat. Dr. James Howard Means schrieb dazu: »Ihre Ideologie ist derjenigen der großen Gewerkschaften sehr ähnlich ... sie hat ein den kämpferischen Gewerkschaften entsprechendes ständiges politisches Aktionskomitee eingerichtet. Jeden Versuch von liberaler gesinnten Gruppen, die medizinische Versorgung zu verbessern und sie zugänglicher zu machen ... hat die AMA mit wachsendem Trotz bekämpft ... Sie vergessen vielleicht, daß die Medizin für die Menschen da ist, nicht für die Ärzte. Man sollte sie diesbezüglich aufklären.«

Der Trotz der AMA war teuer. Bezüglich der heutigen Kosten der medizinischen Versorgung sollten folgende Aktionen erwähnt werden. 1930 wandte sich die AMA gegen freiwillige Gesundheitsversicherungen wie das Blue Cross. 1932 stellte sie sich gegen die im voraus bezahlten Polikliniken. 1933 startete sie eine erfolgreiche Kampagne gegen den Bau neuer medizinischer Hochschulen und für die Begrenzung der Aufnahmen in bereits existierende. Heute haben wir zuwenig Ärzte. In jüngerer Zeit hat die AMA Millionen ausgegeben – wahrscheinlich weiß niemand ganz genau, wie viele Millionen – um gegen Medicare zu kämpfen, ein Programm, das zehn Prozent der Bevölkerung eine bessere Gesundheitsversorgung und den Ärzten ein wesentlich höheres Einkommen brachte. (Man bekommt eine gute Vorstellung von der Kurzsichtigkeit der

AMA, wenn man sich überlegt, wie laut die privat praktizierenden Ärzte schreien würden, sollte einer versuchen, Medicare wieder abzuschaffen.) Des weiteren hat die AMA es versäumt, einen klaren Standpunkt zu den Preisen der verschreibungspflichtigen Medikamente in diesem Land zu beziehen, die beinahe jeder objektive Beobachter als vollkommen überzogen betrachtet. Die AMA war noch heimtückischer, indem sie zuließ, was man höflich als Löcher in der Krankenversorgung bezeichnen könnte: Das *Journal of the American Medical Association* weigerte sich, einen Artikel zu drucken, in dem es um eine Studie der Regierung über Kombinationspräparate aus mehreren Antibiotika ging; die Studie kam zu dem Schluß, daß viele dieser teuren Medikamente entweder wertlos oder sogar gefährlich sind. Die AMA hat es des weiteren versäumt, das Zigarettenrauchen zu verurteilen, obwohl es inzwischen überwältigende Beweise dafür gibt, daß diese Gewohnheit, wenn auch für einige Industriezweige äußerst profitabel, direkt verantwortlich für viele Krankheiten, Leiden und medizinische Kosten in diesem Land ist.

Man kann nur schlußfolgern, daß die American Medical Association seit mindestens 40 Jahren die Belange der Patienten nicht beachtet hat. Untersucht man ihre Geschichte, so ist die AMA sowohl gegen eine bessere als auch gegen eine billigere Medizin. Ihre einzige Sorge gilt dem Konto des Arztes – und selbst dabei kommt sie zu erstaunlichen Fehlurteilen.

1967 sprach der neu gewählte Präsident der AMA, Milford O. Rouse, in seiner Antrittsrede über den zunehmenden Glauben in der Bevölkerung, daß die medizinische Versorgung ein Recht und kein Privileg darstellt. Seine Meinung wurde nicht besonders gut aufgenommen von dem wütenden Publikum, und spätere Präsidenten waren etwas vorsichtiger, wenn sie ihre Ansichten äußerten. Nichtsdestotrotz ist es bei AMA-Präsidenten üblich, herumzureisen, vor Ärztegruppen zu sprechen und das, wie

sie es nennen, »phänomenale Wachstum der Gesundheitsindustrie« zu loben.
Dieses Wachstum kann man nicht in Frage stellen. Die privaten Ausgaben für die Krankenversorgung stiegen von 7,5 Milliarden im Jahr 1948 auf über 27 Milliarden (1965) und lagen 1968 bei mehr als 50 Milliarden. Bis zum Jahr 1975 erwartet man einen Anstieg auf mindestens 100 Milliarden. Das ist die Art von Nachricht, bei der ein Wall Street Broker vor Freude in die Luft springt. Aber die Medizin ist eine Dienstleistung, keine Industrie, und man sollte sie wirklich von einem anderen Standpunkt aus betrachten.
Tatsächlich geben die Vereinigten Staaten einen größeren Teil des Bruttosozialprodukts (6,2 Prozent) für die Gesundheit aus als irgendein anderes Land der Erde. Sie geben eine größere absolute Summe aus als irgendein anderes Land der Erde. Und trotzdem nimmt das Land, wenn man die objektiven Maßstäbe der Medizin ansetzt – Säuglingssterblichkeit, Lebenserwartung und so weiter –, bei weitem keine führende Stellung ein.
Andere Länder sind uns da voraus, und in den meisten herrscht irgendeine Form der sozialisierten Medizin. Die Vereinigten Staaten sind außerordentlich rückständig in dieser Hinsicht. Schon viele kluge amerikanische Beobachter haben sich die europäischen verstaatlichten Medizinsysteme angesehen, aber sie sind alle kopfschüttelnd zurückgekommen; es wird in weiten Kreisen angezweifelt, daß die europäischen Systeme an unser Land angepaßt werden könnten. Amerika muß wohl sein eigenes System entwickeln. Die Kombination von Gruppenversicherungen mit einem System von Praxisgemeinschaften (im großen und ganzen das System von Kaiser und anderen) wäre eine machbare, wirtschaftliche und praktizierbare Lösung, die sowohl für den Arzt als auch für den Patienten akzeptabel ist.
Ohne Frage ist die Vorstellung vom Arzt als legitimem, für seinen Dienst bezahltem Unternehmer, der am Unglück der

Patienten verdient, altmodisch, geschmacklos und verdammenswert. Es ist nur eine Frage der Zeit.

Letzten Endes bringt es aber nichts, irgend jemandem die Schuld zu geben, sei es den Ärzten, den Verwaltungen der Krankenversicherungen, den Politikern oder der interesselosen Öffentlichkeit. Denn sie alle scheinen eine Blindheit zu teilen – ein totales Unverständnis für die Gründe, warum die Krankenhauskosten steigen. 1967 stiegen die durchschnittlichen Kosten eines Krankenhauszimmers in Amerika um 15 Prozent. Wie kommt es dazu?
Der Tagessatz ist der größte Einzelposten auf der Krankenhausrechnung. Es gibt viele Möglichkeiten, diese Kosten aufzuschlüsseln – so viele Möglichkeiten, wie es Buchhalter gibt –, aber die am besten verständliche ist die folgende.

1969 betrugen die Kosten eines teilprivaten Zimmers im MGH 70 Dollar. Wenn wir dies aufschlüsseln, dann finden wir:

Krankenhaus-Tagessatz:	70,00 Dollar
Materialkosten, Haushalt, Unterhalt und Geschäftskosten (»Hotel-Kosten«)	6,96 Dollar
Essen und Spezialdiät	5,82 Dollar
Krankenpflege	18,42 Dollar
Labor, Aktenführung, Hauspersonal, Röntgen und Apotheke	28,80 Dollar
Zusatzbetrag (zur Deckung des Fürsorgedefizits)	<u>10,00 Dollar</u>
Summe	70,00 Dollar

Diese Aufschlüsselung widerspricht einer der ältesten Beschwerden über Krankenhäuser, wie sie hier aus einer Illustrierten zitiert wird: »Meine Arbeit bringt mich mit Hotels und Hotelmanagement in Berührung, und ich weiß, daß ein gutes Hotel für 30 Dollar pro Tag ein wunderschönes Zimmer bieten kann – inklusive drei Mahlzeiten –, und es macht Profit dabei und zahlt Steuern. Dennoch befindet sich ein Krankenhaus, obwohl es keine Steuern zahlt, in den roten Zahlen, wenn es 65 Dollar pro Tag nimmt. Ich sage, das muß an einer schlechten Verwaltung liegen.«

Wenn dieser Vergleich stimmen würde, wäre die Schlußfolgerung korrekt. Aber das Krankenhaus ist kein Hotel – und in jedem Fall sind die »Hotel«-Kosten mit 6,96 Dollar pro Tag recht preiswert. Das ist ungefähr die Hälfte von dem, was man für ein erträgliches Hotel in Boston bezahlt. Die Summe von 5,82 Dollar für Essen oder ungefähr von 1,95 Dollar pro Mahlzeit ist ebenfalls gering, vor allem wenn man bedenkt, daß das Krankenhaus als Restaurant eine große Anzahl von Spezialleistungen vollbringen muß, inklusive etwa 80 verschiedener Diäten.

Die *wahren* Krankenhauskosten – die nur in einem Krankenhaus und nicht in einem Hotel anfallen – sind andererseits sehr hoch. Sie betragen 82 Prozent des Krankenhaustagessatzes. Und die Frage ist, ob diese Kosten reduziert werden können. Kein einigermaßen klar denkender Geschäftsmann würde versuchen wollen, seine Hotel- und Speisekosten auf unter 13 Dollar pro Tag zu drücken; wenn man irgendwo Kosten einsparen will, dann an anderer Stelle.

Die übrigen Kosten reflektieren wiederum die Zunahme der technischen Möglichkeiten des Krankenhauses. Mr. O'Connors Beispiel ist ein typischer Fall: Die meisten Untersuchungen, die an ihm gemacht wurden, gab es 1925 noch nicht, als er ein Zimmer für ein Fünfundzwanzigstel dessen, was er heute be-

Ausschnitt aus der über fünf Meter langen Rechnung von Mr. O'Connor:

Leistungsdatum		Leistung		Summe	Kassen-leistung	Pat.-Anteil
Monat	Tag					
06	05	Labor	0548209F	4.00	4.00	
06	05	Labor	0548243F	2.50	2.50	
06	05	Labor	0548290F	6.00	6.00	
06	05	Labor	0548339F	2.00	2.00	
06	05	Labor	0548361F	5.00	5.00	
06	05	Labor	0548367F	2.50	2.50	
06	05	Labor	0548407F	2.00	2.00	
06	05	Labor	0548431F	2.00	2.00	
06	05	Labor	0548435F	4.00	4.00	
06	05	Labor	0548519F	5.00	5.00	
06	05	Labor	0548650F	12.50	12.50	
06	05	Labor	0548663F	12.50	12.50	
06	05	Labor	0548213F	5.75	5.75	
06	05	Röntgen	0524307E	24.00	24.00	
06	05	Röntgen	0524401E	23.00	23.00	
06	05	Rö. Port.	0525025E	8.00	8.00	
06	05	Röntgen	0525207E	8.00	8.00	
06	05	Zimmer		90.00	67.65	22.32
06	06	Labor	0548444F	12.00	12.00	
06	06	Labor	0548221F	25.00	25.00	
06	06	Bakt.	0544005F	5.00	5.00	
06	06	Infusion	14616D	115.00	115.00	
06	06	Medik.	08754D	23.00	23.00	
06	06	Medik.	08754D	1.10	1.10	
06	06	Medik.	05850D	29.95	29.95	
06	06	Medik.	20290D	16.60	16.60	
06	06	Medik.	31040D	3.50	3.50	
06	06	Medik.	15160D	25.20	25.20	
06	06	Medik.	15160D	3.60	3.60	
06	06	Medik.	15000D	7.95	7.95	
06	06	Medik.	19525D	102.00	102.00	
06	06	Medik.	13310D	3.00	3.00	
06	06	Lubalpkt.	0373574G	0.80	0.80	

zu zahlender Betrag

T6 25 M 1/65 Überweisung an das Massachusetts Hospital

zahlt, bekommen hätte. Der Unterhalt dieser neuen technischen Gerätschaften kostet Geld – und zumeist, in der Medizin wie auch in der Ausbildung, im Justizvollzug, bei den sanitären Anlagen und bei einer Anzahl weiterer Dienstleistungen, bekommt man das, wofür man bezahlt. Wenn man in eine hochqualitative Einrichtung für Akutmedizin geht, die sechs Angestellte pro Patient hat (die meisten davon keine Ärzte), und wenn man diesen Angestellten einen angemessenen Lohn zahlen will, dann wird die Versorgung teurer.* Wenn man technische Geräte kaufen, sie unterhalten und auf dem laufenden halten will, dann kostet das Geld. Wenn man das Krankenhaus 24 Stunden lang in Betrieb haben will, 365 Tage im Jahr, dann kostet das Geld. All dies wird klar, wenn man sich eine simple Prozedur wie das Röntgen anschaut. Ein niedergelassener Radiologe macht eine Aufnahme für die Hälfte oder ein Drittel dessen, was ein Krankenhaus dafür verlangt. Sein Preis resultiert hauptsächlich aus der Tatsache, daß seine Praxis acht Stunden am Tag geöffnet ist, bei einer 40-Stunden-Woche. Die anderen Kosten, wie die Ausrüstung und das Material, sind dieselben.

In der heutigen Medizin – wie in jeder anderen Industrie – sind die Angestellten am teuersten. 63 Prozent des Krankenhausbudgets fallen auf die Gehälter und Prämien der Angestellten. Und ein großer Teil der Zunahme bei den Krankenhauskosten hängt direkt mit den Forderungen dieser Angestellten zusammen, damit sie nicht gezwungen werden, den medizinischen Beruf gegen einen ähnlichen Job in anderen Industriezweigen einzutauschen, bei dem sie höhere Löhne bekommen würden.

---

* All dies ist manchmal einfacher zu begreifen, wenn man es einmal außerhalb des Krankenhaussystems betrachtet. Wenn ein Mann sechs Sekretärinnen für einen Acht-Stunden-Tag anstellt, zu 2,50 Dollar die Stunde, dann würde ihn das 120 Dollar täglich kosten. Wenn ein Mann zwei Gärtner zu vier Dollar die Stunde anheuert, für einen Acht-Stunden-Tag, würde ihn das immer noch 64 Dollar kosten.

Ihre Forderungen sind gerechtfertigt; die meisten Angestellten sind immer noch unterbezahlt. Ihre Löhne werden auch in Zukunft noch steigen.

Man kann trotzdem nicht guten Gewissens behaupten, daß Krankenhäuser absolut effizient arbeiten. Vor allem in Lehrkrankenhäusern achtet man weniger auf die Ausgaben außerhalb der reinen Hotelkosten, als man es sich wünschen würde. Man kann darüber streiten, ob möglicherweise zu viele Untersuchungen angefordert werden, und dieser Streit kann endlos weitergehen. Aber natürlich müssen wir skeptisch werden, wenn die Ärzte, die diese Untersuchungen anfordern, nicht wissen, was sie den Patienten kosten. Im allgemeinen tendieren Ärzte dazu, eine »Scheut keine Kosten«-Philosophie zu praktizieren, die langsam einmal gebremst werden sollte.
Im Grunde genommen führt die momentane Kostensituation in den Krankenhäusern zu einer eher altmodischen Schlußfolgerung: Man sollte erst hingehen, wenn man wirklich muß.
Wenn ein diagnostisches Verfahren in einer Praxis, also ambulant, gemacht werden kann, dann sollte man es tun; wenn eine Reihe von Untersuchungen und Röntgenaufnahmen außerhalb des Krankenhauses gemacht werden können, dann soll man das wahrnehmen. Keiner sollte stationär aufgenommen werden, wenn es für seine Versorgung nicht dringend erforderlich ist; niemand sollte aufgenommen werden, wenn er nicht die dauernde Überwachung durch das Personal, die Krankenpfleger und die Labors benötigt.
Jahrzehntelang war die Aufnahme in Krankenhäuser nötig, weil es keine Alternativen gab. Für einen großen Teil der Bevölkerung wurde die Behandlung entweder im Krankenhaus vorgenommen oder überhaupt nicht. Und das Krankenhaussystem war ein schlechter Kompromiß, mit Horden von Patienten, die eingeliefert wurden und stundenlang warten mußten – manch-

mal auch tagelang –, bis die relativ kurzen Untersuchungen durchgeführt wurden.

Es gibt Grund zur Hoffnung, daß die Einrichtung von Klinikdependancen zur Lösung dieses Problems beiträgt; eine Studie, die sich mit solch einer Klinikdependance in Boston beschäftigte, kam zu dem Schluß, daß es weniger Krankenhausaufnahmen gab, seit diese ihre Arbeit aufgenommen hatte.

In jedem Fall müssen alternative Einrichtungen gefunden werden, denn es ist unwahrscheinlich, daß die Krankenhauskosten irgendwann einmal wieder sinken. Man kann nur hoffen, daß es in der Zukunft irgendwann gelingen wird, sie bei 100 Dollar pro Tag zu halten. Das Krankenhaus wird also immer ein teurer Ort sein – aber es hat seinen Nutzen, und wenn es in richtiger Weise genutzt wird, wird es auch wirtschaftlich tragbar sein.

PETER LUCHESI

Chirurgische Tradition

Nachmittags um Viertel nach vier wurde die Notaufnahme benachrichtigt, daß ein Patient von einer kleineren Klinik außerhalb der Stadt verlegt werden würde: ein junger Mann, dessen Arm bei einem Arbeitsunfall fast vollständig abgetrennt worden war.
Er kam eine Stunde später an und wurde zuerst von Dr. Hopkins, dem Triage-Beauftragten, angesehen, der anordnete, daß der Patient in den OP 1 gebracht werden sollte. Die chirurgischen Assistenzärzte, Dr. Eugene Appel und Dr. Terry Mixter, wurden gerufen, um den neuen Patienten zu untersuchen.
Er war 22 Jahre alt, mittelgroß und von kräftigem Muskelbau; er sah recht blaß aus und sprach mit kraftloser Stimme. Seine linke Hand war einbandagiert und geschient. Ein intravenöser Zugang lag in seinem rechten Arm, aber die Infusion lief daneben. Auch sein Kinn war einbandagiert. Die Binden wurden entfernt, und ein neuer Zugang wurde gelegt. Er hatte eine mäßig tiefe, dreieinhalb Zentimeter lange Platzwunde am Kinn; die Medizinstudentin Sue Rosenthal wurde gerufen, um sie zu nähen. Inzwischen richteten Appel und Mixter ihre Aufmerksamkeit auf den verletzten Arm.
Fünf Zentimeter oberhalb des linken Handgelenkes war der Unterarm zerquetscht worden. Die Knochen ragten in verschiedenen Winkeln heraus; rötliche Areale von Muskelfleisch mit silbrigen Sehnenmänteln lagen an einigen Stellen frei. Der ganze Arm oberhalb der Verletzung war stark angeschwollen. Die

Hand hatte noch die normale Größe, obwohl sie im Vergleich geschrumpft und atrophisch wirkte. Die Farbe der Hand war tief blaugrau.

Vorsichtig hob Apple die Hand hoch, die lose am Handgelenk baumelte. Er suchte nach den Pulsen und fand unterhalb des Ellenbogens keine. Er berührte die Finger der Hand mit einer Nadel und fragte, ob Luchesi es spürte; die Ergebnisse waren verwirrend, aber er schien einen Teil der Gefühlswahrnehmung verloren zu haben. Er fragte, ob der Patient einige der Finger bewegen könnte; er konnte es nicht.

Inzwischen kam der orthopädische Assistenzarzt Dr. Robert Hussey dazu und untersuchte die Hand. Er stellte fest, daß beide Knochen des Unterarms, Radius und Ulna, gebrochen waren, und schlug vor, die Hand hochzuheben, was er dann auch tat. Draußen vor der Tür zum Operationssaal hielt einer der Aufnahmebeamten Appel an. »Werden Sie sie abnehmen, oder versuchen Sie sie zu erhalten?«

»Zur Hölle, wir werden sie erhalten«, sagte Appel. »Das ist eine gute Hand.«

Der Patient bekam zwei Gramm Cephalothin, ein Antibiotikum, in die Infusion und eine weitere Tetanusspritze. Er hatte in dem anderen Krankenhaus Schmerzmittel verabreicht bekommen und bisher keine weiteren verlangt.

Da es sich um einen Arbeitsunfall handelte, würde der Fall von Privat-Chirurgen behandelt werden: Dr. Hugh Chandler für die orthopädische Seite und Dr. Ashby Moncure für die allgemeinchirurgische. Um 17 Uhr 15 kam Moncure; er sah sich die Hand an, stellte befriedigt fest, daß sie in der Tat noch am Leben war, und ließ den Patienten für den Operationssaal vorbereiten. Er rief Chandler an und faßte den Fall zusammen: »Es ist eine Trümmerfraktur der linken Hand mit komplizierten Brüchen von Ulna und Radius. Die Nerven- und Gefäßversorgung sieht recht gut aus.«

Man brachte das fahrbare Röntgengerät herein, um eine Aufnahme der Lunge und Aufnahmen der Hand in zwei Ebenen zu machen. Die Medizinstudentin beendete die Nahtversorgung der Platzwunde am Kinn. Moncure kam noch einmal herein, um zu überprüfen, ob eine Blutprobe in die Blutbank geschickt worden war. Er ging dann fort, um dafür zu sorgen, daß der Operationssaal so schnell wie möglich benutzbar war.

Um 17 Uhr 30 klagte der Patient zum ersten Mal über Schmerzen in der verletzten Hand. Die Chirurgen diskutierten, welches Schmerzmittel man ihm geben solle, als eine Schwester hereinkam und sagte, daß der Patient in den OP gerufen worden war und daß er seine Prämedikation bekommen solle. Er erhielt Atropin, Pentobarbital und Demerol, was die Frage nach einer Schmerzmedikation erübrigte.

Dr. Hussey sah sich die jetzt angehobene Hand an und kam zu dem Schluß, daß sie etwas besser aussah; die Farbe hatte sich ein wenig normalisiert. Er wickelte die verletzte Partie in eine weiche Kompresse und ging in die Röntgenabteilung, um sich die Bilder anzusehen. Er ging direkt in das Ärztezimmer, ein kleines Kabuff mit erleuchteten Milchglaskästen an den Wänden zur Betrachtung der Röntgenbilder. Der radiologische Assistenzarzt war mit der Begutachtung anderer Bilder beschäftigt; Hussey ging zurück in den Entwicklungsraum, an Schildern vorbei, die ihm verboten, dies zu tun, um Luchesis Bilder abzuholen. Eine Röntgenassistentin schalt ihn; er sagte, er sei sehr in Eile.

Er gab die Bilder dem Radiologen, der sie aufhängte und diktierte: »Abteilung 006, Thorax AP und linker Unterarm seitlich. Querfraktur des Radius im distalen Drittel sowie der Ulna, Punkt. Zahlreiche Knochenfragmente sind um den Frakturbereich herum verstreut, Punkt. Beträchtliche Weichteilschwellung ...« Hier hielt er inne; er bemerkte, daß Hussey ungeduldig wurde. »Thorax o.B.«, diktierte er und gab die Bilder Hussey,

der zu dem Patienten zurückging und seinen Transport in den Operationssaal im dritten Stock überwachte.
Es war jetzt 18 Uhr. Die Operation war für 18 Uhr 15 angesetzt; auf der Tafel vor dem OP stand:

OP 7 PRIVATPATIENT ABGETRENNTE HAND
MONCURE/CHANDLER

Im Operationssaal legte Dr. Brian Dalton, der erste der drei Anästhesisten, die während der sechsstündigen Prozedur arbeiten würden, eine Plexusblockade an, wobei er Lidocain (eine Novocain-ähnliche Substanz) tief in die Achselhöhle injizierte, um die Nerven, die in die Hand liefen, für die Zeit der OP-Vorbereitung zu betäuben. Während dies geschah, sprach Moncure die Operation durch: »Wir werden seine Knochen stabilisieren und uns dann so weit wie nötig mit dem Weichteilgewebe befassen. Ich schätze, wir werden einige zerquetschte Muskelbäuche finden, vor allem unter den Flexoren, aber auch intakte Gefäße und Nerven.« Er sagte, daß es klinisch so aussah, als lägen Nervenschäden vor. Bei einer Quetschung konnte dies vorkommen, die Nervenfasern jedoch mußten nicht zwangsläufig durchtrennt sein; unter solchen Umständen war der Schaden wahrscheinlich voll reversibel.
Um 18 Uhr 10, während die Plexusblockade gelegt wurde, kam Hugh Chandler, der Orthopäde, und sah sich die Röntgenbilder an. Er sagte, er würde den einen Knochen, den Radius, stabilisieren und sich später um den anderen, die Ulna, kümmern. Moncure war draußen vor dem OP und schrubbte sich – wie im MGH üblich – drei Minuten bis zum Ellenbogen mit einer harten Bürste, reinigte sich die Fingernägel mit Maniküreställchen und tauchte die Unterarme bis zum Ellenbogen in eine alkoholische Desinfektionslösung. Als er mit dem Schrubben fertig war, kam er herein, zog ein Paar sterile Gummihandschuhe

an und begann, den Arm des Patienten mit einer speziellen Seife und Alkohol zu waschen. Die Nervenblockade fing an zu wirken, und es war möglich, den Arm vorsichtig zu bewegen, ohne daß es dem Patienten weh tat.
Der Patient war immer noch wach, aber benommen. Er starrte auf seinen Arm, als gehöre er nicht zu ihm. Moncure fragte ihn, wie es passiert war. Peter Luchesi erklärte, er hätte in einer privaten Schiffswerft gearbeitet und dort wäre ein Mastbaum auf ihn gefallen. Der Baum war 700 Pfund schwer. Er hatte seine Schulter gestreift und ihn dann über Bord geworfen. Während er fiel, war der Baum irgendwie auf seiner Hand gelandet, so daß er mit der Hand am Boden festgenagelt über der Reling baumelte. Das Ganze war kurz nach dem Mittagessen passiert. Die anderen Arbeiter waren nicht auf dem Boot gewesen. Luchesi hatte es geschafft, alleine wieder an Deck zu kriechen, und dann versucht, den Baum hochzuheben. Ohne Hilfe gelang es ihm aber nicht. Fünfzehn Minuten vergingen, ehe die anderen kamen. Gemeinsam schafften sie es dann, den Baum zu heben.
Er erzählte die ganze Geschichte mit monotoner Stimme und starrte dabei auf seine Hand. Moncure fragte ihn nach seinem Befinden, und er sagte, die Schmerzen kämen wieder. Als die Chirurgen anfingen, den verletzten Arm mit sterilen Tüchern zu bedecken, was erhebliche Manipulationen an der Hand mit sich brachte, klagte er stärker. Die Plexusblockade lag nicht gut. Nachdem die Vorbereitungen beendet waren, war es an der Zeit, die Narkose einzuleiten.
Dalton, der Anästhesist, beugte sich über Luchesi und sagte: »Ich werde jetzt diese Maske über Ihr Gesicht legen. Sie werden nur Sauerstoff einatmen. Dann gebe ich Ihnen eine Spritze, von der Sie einschlafen werden. Machen Sie sich keine Sorgen, atmen Sie einfach ganz ruhig, und entspannen Sie sich.«
Luchesi nickte. Die Maske wurde über sein Gesicht gehalten,

und er atmete tief ein, den Blick auf Dalton gerichtet, der damit fortfuhr, das Pentothal in den venösen Zugang zu spritzen. Luchesi blinzelte einmal und schloß dann die Augen. Er schlief tief und fest, aber das würde er nur für ein paar Minuten tun, wenn man keine weitere Dosis Pentothal oder ein anderes Anästhetikum spritzen würde.

Luchesi bekam einige Minuten lang hundertprozentigen Sauerstoff, um sicher zu sein, daß sein Blut gut sauerstoffgesättigt war. Dann injizierte Dalton Succinylcholin, eine Substanz, die für kurze Zeit den ganzen Körper lähmte – inklusive die Atemmuskulatur. Er entfernte die Maske, öffnete den Mund des Patienten, sprühte etwas Xylocain in den Rachen, um die Luftröhre zu betäuben und zu verhindern, daß es zu einem Hustenreflex kam, und schob einen Schlauch durch den Mund in die Luftröhre. Dadurch wird eine direkte Verbindung zwischen Mundhöhle, Luftröhre und Lunge geschaffen. So wird eine der häufigsten Todesursachen infolge einer Narkose, das Erbrechen von Speiseresten aus dem Magen und die damit verbundene Verstopfung der Luftröhre, verhindert.

Der ganze Prozeß der Intubation, also des Hineinschiebens eines Schlauches, dauerte nur ein paar Sekunden. Nachdem er intubiert war, bekam Luchesi Sauerstoff und Lachgas, ein mildes Anästhetikum. Alleine durch die Narkose mit Hilfe von Lachgas würde man nicht operieren können, aber die Plexusblockade wirkte unterstützend. Wenn deren Wirkung nachließe, würde Halothan, ein stärkeres Gas, hinzugefügt werden.

Die Operation begann kurz vor sieben. Es waren zu dieser Zeit sieben Menschen im Operationssaal: Moncure und Chandler, die an einer Seite der ausgestreckten Hand saßen; Dr. Charles Brennan, ein orthopädischer Assistenzarzt, und Steven Kroll, ein Medizinstudent, auf der gegenüberliegenden Seite; und die OP-Schwester, vor deren Händen zwei Tabletts voller Instrumente lagen. Ebenfalls im Raum waren der Anästhesist und die

Anästhesieschwester, beide hatten sich jedoch nicht mit der Desinfektionslösung gewaschen.

Um die Hand herum war der Raum sehr eng. Die OP-Schwester heftete zunächst sterile Handtücher an die Rücken von Moncure und Chandler; das tat sie, weil die oberen Rückenpartien, an die die Tücher geheftet wurden, nicht steril waren. Sie wollte diese nicht aus Versehen berühren.

Ein Operationssaal wird für gewöhnlich in »saubere« und »schmutzige« Bereiche aufgeteilt. Der Operationsbereich, das heißt die freiliegenden Hautteile, die rasiert, gewaschen – und meistens mit Plastikfolie abgedeckt – sind, sind steril. Der Rest des Patienten, der mit sterilen Tüchern abgedeckt ist, gilt als schmutzig. Die Vorderseite der Chirurgen ist sauber; ihre Rücken sind schmutzig. Alles oberhalb des Tisches gilt als sauber; alles darunter ist schmutzig, und die Chirurgen lassen die Hände nie an den Seiten herunterfallen. Hände, gewaschen und in sterilen Handschuhen, sind sauber; Gesichter, mit OP-Hauben und Mundschutz bedeckt, sind schmutzig, und es gehört sich nicht, das Gesicht zu nahe an den Operationsbreich heranzubringen oder den Mundschutz mit der in Handschuhen steckenden Hand zu berühren.

Der erste Schnitt wurde oberhalb der Unterseite des Handgelenkes angesetzt, kurz hinter dem Daumen. Das Ziel war es, die Arteria radialis in diesem Gebiet zu finden und freizulegen. Moncure und Chandler diskutierten dabei das weitere Vorgehen und stimmten darin überein, daß sie zunächst die wichtigsten Strukturen auffinden und bezüglich ihrer Intaktheit begutachten mußten: die Arteriae radialis und ulnaris, die zum Daumen und zum kleinen Finger hin laufen; die Nervi radialis und ulnaris, die in der Nähe dieser Arterien verlaufen; und den Nervus medianus, der in der Mitte des Handgelenks in die Hand eintritt.

Als sie mit ihrer Arbeit begannen, stellten sie fest, daß die Quetschung, die zur Blutung ins Gewebe und zu einer starken Weichteilschwellung geführt hatte, die Identifizierung der jeweiligen Gewebe erschwerte. Fünf Minuten nach Beginn der Operation wurde die Arteria radialis versehentlich durchtrennt. Ein feiner, dünner Blutstrom spritzte in hohem Bogen heraus. Das Gefäß wurde schnell abgeklemmt, und Moncure nähte es mit einer feinen Nadel. Die Operation wurde fortgesetzt. Moncure legte die Arteria radialis in einer Länge von mehreren Zentimetern entlang des Handgelenkes frei. Alle Beteiligten äußerten sich besorgt über die Tatsache, daß die Pulsationen in der Arterie nicht so stark waren, wie man es sich wünschen würde. Die Arterie wurde mit Heparin durchspült, um zu verhindern, daß es zu weiteren Thrombosierungen entlang ihres Verlaufes in der Hand kam.

Um 19 Uhr 20 kam Dr. Leslie Ottinger, ein weiterer Chirurg, in den Operationssaal. Er hatte im benachbarten OP 8 sechs Stunden lang daran gearbeitet, den Oberschenkel eines Mannes, der eine Trümmerfraktur erlitten hatte, zu operieren. Moncure sagte, ohne aufzusehen, zu Ottinger: »Waren Ihre Gefäße intakt?«

»Nein«, sagte Ottinger. »Die Femoralarterie und -vene waren vollkommen zerquetscht. Sie waren durchtrennt, und die Enden lagen drei Zentimeter auseinander.«

»Wie geht es ihm jetzt?«

»Prima«, sagte Ottinger, »wenn er offen bleibt.« Er sah sich einen Moment lang die Präparation der Hand mit an. »Habt ihr die Radialis schon gefunden?«

»Wir haben sie durchtrennt.«

»Auch kein schlechter Weg, sie zu finden«, sagte Ottinger und ging.

Nach einiger Zeit stellte Moncure fest, daß sich im Operationsbereich mehr Blut sammelte. Er fühlte an der Arteria radialis und kam zu dem Schluß, daß sie jetzt stärker pulsierte.

Um 20 Uhr war der Unterschied zwischen dem Gebiet der chirurgischen Präparation und dem zerschmetterten Gewebe klar erkennbar. Das erstere war sauber, glatt, schön freiliegend und blutete kaum; das letztere war zerquetscht und schwitzte Blut aus. Moncure, der immer noch weiter präparierte, sah auf die Uhr und sagte: »Ottinger und ich hatten um acht einen Squash-Termin. Wir sind beide hier gelandet. Das sollte uns eine Lehre sein.«

Die Operation ging sehr langsam voran, bedingt durch die Schwierigkeit, Strukturen in dem verletzten Gewebe zu identifizieren. Wenn sie verletzt sind, sehen Sehnen, Venen und Nerven erstaunlich ähnlich aus, aber sie müssen eindeutig identifiziert werden. Fast jede Vene des Körpers kann ohne Folgen zerschnitten werden; wenn man eine Sehne durchtrennt, ist es störend, aber nicht irreparabel; einen wichtigen Nerv zu durchtrennen, ist hingegen eine Katastrophe größeren Ausmaßes.

Schließlich waren alle Strukturen identifiziert. Alle waren intakt, außer der Arteria ulnaris, die durchgerissen war. Der muskuläre Mantel der Arterie war zusammengezogen, so daß die beiden Enden auseinandergezogen wurden; die Enden wurden zunächst zugeklemmt. Chandler übernahm, um die Arbeit an den Knochen zu beginnen.

Zuerst beschloß er, den linken Arm um einen Zentimeter zu kürzen. Das war nötig, weil ein Stück der Ulna fehlte. Ulna und Radius mußten dieselbe Länge haben. Außerdem würde die Verkürzung die Naht der Sehnen erleichtern. Er betonte, daß der Patient diese Verkürzung nicht merken und daß niemand sie sehen würde.

Er fing damit an, die Enden des Radius zu glätten und sie dann mit einer Vitalium-Platte, bestehend aus einer Kobalt-, Chrom- und Molybdänlegierung, zu verbinden. Das Material ist elektrisch neutral und wird von umliegenden Knochen und Gewebe gut toleriert. Die Platte auf den Knochen zu schrauben war schwierig; es dauerte bis 22 Uhr 30.

Inzwischen hatte der Anästhesist einige Änderungen vorgenommen. »Wir ersetzen jetzt das Lachgas durch Halothan in niedriger Konzentration. Wenn er mehr Schmerzstillung benötigt, erhöhen wir die Konzentration.« Er sagte, er könne durch Beobachtung des Patienten beurteilen, ob Mittel hinzugegeben werden mußten; er wachte zwar nicht auf, würde aber unruhig werden und unregelmäßig atmen, wenn die Narkose »zu leicht« war.

»Die Narkose«, sagte er, »soll gerade so beschaffen sein, daß die Arbeit am Patienten möglich ist. Außerdem soll der Patient aufwachen, sobald die Operation beendet ist.«

Nachdem Chandler den Radius zusammengenagelt hatte, machte sich Moncure wieder an die Rekonstruktion von Gefäßen und Muskulatur. Er untersuchte zunächst noch einmal die Arteria radialis und stellte fest, daß sie nicht so durchblutet wie erwünscht war, wenn man es nach der Arterienwandkonsistenz und der fühlbaren Pulsation beurteilte. Um sicherzustellen, daß sie durchgängig war, orderte er einen kleinen Fogarty-Katheter. Das ist ein kleiner, beweglicher Schlauch mit einem aufblasbaren Gummiballon an einem Ende. Am entgegengesetzten Ende kann Wasser in den Schlauch gespritzt werden, so daß der Ballon sich aufbläst. Der Katheter kann so in eine Arterie hineingeschoben, und der Ballon dann innerhalb der Arterie aufgepumpt werden. Zieht man ihn dann aufgepumpt zurück, reinigt er die Wand der Arterie und entfernt Blutgerinnsel und andere Hindernisse.

Der Fogarty-Katheter ist ein relativ neues Gerät, das nach seinem Erfinder, einem Chirurgen des Stanford Medical Center, benannt wurde. Die Diskussion, die nun entbrannte, ist typisch für die Medizin der heutigen Zeit. Es gibt so viele Entwicklungen und Produkte, daß es schwierig ist, auf dem laufenden zu bleiben.

Moncure: »Geben Sie mir den kleinsten Fogarty, den Sie haben.«
Die Springerin brachte einen. »Das ist ein Vierer.«
Moncure: »Schauen wir ihn uns an.« Er nahm ihn aus seiner Plastikhülle heraus; er sah zu groß aus. »Sind Sie sicher, daß Sie nichts Kleineres haben?«
OP-Schwester zur Springerin: »Ich weiß, daß wir mindestens einen Sechser haben.«
»Aber ein Sechser ist größer als ein Vierer«, sagte die Springerin. Sie sagte es zögernd, da die Zahlen in Bezug zur Größe nicht immer proportional verlaufen. Zum Beispiel ist bei Blasenkathetern und Magensonden das Verhältnis zur Größe proportional: eine 14 ist größer als eine 12. Bei Nadeln und Nahtmaterial aber werden die Nummern in entgegengesetzter Richtung zur Größe vergeben: eine 18er ist viel größer als eine 21er Nadel.
»Ich werde nachsehen, ob wir einen kleineren haben.«
Es gab keinen. Moncure hatte inzwischen einen kleinen Schnitt in die Arterienwand gemacht und festgestellt, daß er den Vierer Fogarty ohne Schwierigkeiten hineinschieben konnte. Er pumpte den Ballon auf, zog zurück und bemerkte, daß die Pulswelle daraufhin viel stärker kam. Er nähte den Schnitt wieder zu und fühlte den Puls. »Jetzt strömt es«, sagte er.
Er richtete seine Aufmerksamkeit auf die Ulnaarterie, die durch die Verletzung komplett durchtrennt worden war. Die Arteria ulnaris war kleiner als die Arteria radialis; sie hatte etwa die Größe einer Bleistiftspitze. Als Moncure begann, die Enden mit feinen Nähten zusammenzufügen, sagte er: »Mikrochirurgie. Feinmechanik.« Es war jetzt 23 Uhr 30. Er nähte recht schnell, und die restliche Operation, bei der nur noch größere Nähte nötig waren, ging rasch. Die Sehnen, die abgerissen waren, wurden wieder angenäht. Ein schwerer Nagel wurde in die Höhle der Ulna hineinjagt. Um 0 Uhr 30 begannen die Chirurgen zuzumachen.
Die Gegebenheiten ließen es nicht zu, daß die Wundfläche ganz

verschlossen wurde. Das Gewebe war zerstört und geschwollen; wenn man die Haut darüber ziehen würde, würde man die Arterien komprimieren, die Durchblutung der Hand unterbrechen und damit die Anstrengungen der Operation zunichte machten. Der Schnitt wurde daher nur zum Teil zugenäht, ein Teil der Innenseite des Handgelenkes wurde offengelassen. Dieser Bereich sollte sich zum Teil selber schließen, teils würde sich Narbengewebe bilden; nach vier oder fünf Tagen würde man sich die Wundfläche noch einmal ansehen und über eine eventuelle Hauttransplantation entscheiden. Die Hauptangst der Chirurgen galt der Infektionsgefahr. Man beschloß, den Patienten weiterhin antibiotisch mit Cephalotin zu behandeln.

Die Operation wurde um ein Uhr morgens beendet. Der Patient wachte im Operationssaal auf und wurde in den Aufwachraum gebracht. In den ersten 24 Stunden wurde er stark sediert, am dritten Tag waren seine Schmerzen wesentlich geringer. Zwei Wochen später wurde er aus dem Krankenhaus entlassen. Zwei Monate später, bei einem Nachuntersuchungstermin, stellte Moncure fest, daß die beinahe abgetrennte Hand des Patienten wieder voll funktionsfähig und die Sensibilität wieder ganz vorhanden war.

Die Entwicklung der modernen Chirurgie in den Krankenhäusern ist hauptsächlich drei Faktoren zuzuschreiben. Erstens der Entdeckung der Anästhesie. Zweitens der Einführung der Desinfektionsmethoden. Und drittens, was erst in jüngerer Zeit hinzugekommen ist, dem besseren Verständnis der Physiologie des Patienten, mit einer immer besser werdenden präoperativen und vor allem postoperativen Versorgung.

Schauen wir uns zunächst die Anästhesie an. 103 Jahre bevor Peter Luchesis Hand wieder angenäht wurde, schrieb John C. Warren: »Die Chirurgie ist nicht mehr die spektakuläre Angelegenheit, die sie einmal war.« Man kann das Bedauern in diesen

Worten kaum überhören, aber er meinte es nicht bedauernd, da er darüber sprach, was für eine Veränderung die Anästhesie in die Chirurgie brachte.
Es ist schwer, sich vorzustellen, wie schrecklich, gefährlich und hastig Operationen verliefen, bevor es die Narkose gab. Nach Warrens eigener Erinnerung:

> Bei einer Amputation war es Brauch, den Patienten in den Operationssaal zu bringen und ihn auf den OP-Tisch zu legen. [Der Chirurg] stand mit den Händen hinter dem Rücken da und sagte zu dem Patienten: ›Sollen wir Ihnen das Bein abnehmen oder nicht?‹ Wenn der Patient den Mut verlor und ›Nein‹ sagte, wurde er sofort in sein Bett auf der Station zurückgetragen. Wenn er jedoch ›Ja‹ sagte, wurde er unverzüglich von mehreren starken Assistenten festgehalten, und die Operation wurde durchgeführt, egal, was er danach noch sagte.

Die Schmerzlosigkeit war nicht die einzige Errungenschaft der Anästhesie. Genauso wichtig war die Muskelentspannung, die vor der Entdeckung des Äthers wie folgt erreicht wurde: »Im Falle einer ausgerenkten Hüfte zum Beispiel war es notwendig, bei kompletter Muskelentspannung zu arbeiten; dies wurde durch einen großzügigen Tabakeinlauf erreicht. Während das Opfer sich in den letzten Stadien der Nikotinvergiftung befand, wurde der aus der Pfanne gesprungene Hüftkopf wieder an Ort und Stelle gezwängt.«
Man sollte annehmen, daß diese beklagenswerte Sachlage die Chirurgen dazu bewogen hätte, nach schmerzstillenden Mitteln zu suchen und ständig wachsam zu sein, sollten neue Medikamente gefunden werden, die diese Arbeit verrichten könnten. Aber in Wirklichkeit geschah dies nicht: schmerzstillende Mittel waren schon 40 Jahre bekannt, bevor sie in die Chirurgie ein-

geführt wurden. Wenn, wie Poincaré sagt, der vorbereitete Geist empfänglicher für Neuentdeckungen ist, dann muß man Ärzte als erstaunlich unvorbereitet ansehen. Hier eine kurze Zusammenfassung aus der Geschichte der Narkose:

Das Lachgas wurde von dem englischen Chemiker Joseph Priestley im Jahre 1772 isoliert. Um etwa 1800 experimentierte ein weiterer Engländer, Humphrey Davy, mit dem Gas herum, erkannte seine zum Lachen anregenden und schmerzstillenden Eigenschaften und schlug vor, daß man es in der Chirurgie verwenden könne. Dieser Vorschlag wurde ignoriert. Statt dessen wurde das Lachgas eine populäre Form des Amüsements auf beiden Seiten des Atlantiks. Im Jahre 1818 wurde beim Äther festgestellt, daß er dieselben Wirkungen hatte wie das Lachgas. Bald darauf kamen »Ätherpastillen« in Mode, vor allem unter Medizinstudenten und Stationsärzten – tatsächlich spielte eine ganze Generation von jungen Ärzten mit der Unsterblichkeit herum, aber sie begriffen es nicht. Es wurde wiederholt die Beobachtung gemacht, daß man sich, während man unter dem Einfluß von Äther stand, oft blaue Flecken holte und später nicht mehr wußte, was die Ursachen dafür waren; aber niemand verband dieses Phänomen mit der möglichen Anwendung in der Chirurgie. Die Blindheit dieser jungen Männer ist ernüchternd. (Außerdem lassen sie die Entdeckung von Alexander Fleming noch großartiger erscheinen, dessen mit Schimmel verdreckte Kulturplatten im Müll hätten landen können. Man fragt sich, wie viele Hunderte von Forschern vor ihm schon Penicillin-produzierende Schimmelpilze gesehen hatten, ohne dieser Beobachtung irgendeine Bedeutung beizumessen.)

Aber nicht genug. Als der Äther schließlich von zwei Männern im Jahre 1842 – Crawford W. Long in Georgia und Elijah Pope in New York – erfolgreich in der Chirurgie angewendet wurde, kam keiner von beiden auf die Idee, diese Tatsache zu veröffentlichen, und ihre Arbeit hatte so keinerlei Einfluß auf das weitere Geschehen.

1844 entfernte Horace Wells, ein Zahnarzt aus Hartford, unter Verwendung von Lachgas schmerzlos einen Zahn. Er gab diese Neuigkeit sofort an William T. Morton, einen ehemaligen Zahnarzt und Harvard-Medizinstudenten, weiter. Morton wiederum erwirkte die Erlaubnis, daß Wells nach Boston kommen und die Narkose vor der Klasse von Dr. John C. Warren im MGH demonstrieren durfte. Wells tat dies bald darauf, aber anscheinend erreichte er keine ausreichend tiefe Narkose mit Lachgas (was ja kein besonders starkes Narkotikum ist). In dem Moment, auf den es ankam, schrie der Patient; die Studenten zischelten; Wells schlich sich gedemütigt davon.

Der Gedanke der schmerzlosen Operation wurde von allen als hoffnungslose Phantasterei abgetan, außer von Morton, der sich später mit einem Chemiker namens Charles T. Jackson zusammentat. Jackson schlug vor, Äther anstatt des Lachgases zu verwenden; Morton stellte fest, daß es funktionierte, und er selbst trat an Warren heran, um eine Möglichkeit zu erbitten, die Methode öffentlich vorzustellen. Es ist Warren zu verdanken, daß er trotz einem nicht lang zurückliegenden schallenden Mißerfolg einem zweiten Versuch unter seiner Schirmherrschaft zustimmte. Dies geschah am 16. Oktober 1846 im Amphitheater des Krankenhauses unter der Kuppel des Bulfinch Gebäudes.

Es muß eine seltsame Szene gewesen sein. Morton kam zu spät, was zu einigen Scherzen über einen Nervenzusammenbruch in letzter Minute Anlaß gab. Der Patient, ein Mann mit einem Tumor unter dem Kiefer, saß in einem zurückgekippten Stuhl und sah Warren und die versammelten Studenten an, die alle im Gehrock waren. Im Saal waren außerdem einige Dinge, die man als passende Dekoration für ein Operationsschauspiel ansah: ein Skelett, eine große Marmorstatue von Apollo und eine Mumie aus Theben. Ein Fotograf war auch anwesend, aber ei-

nem Zeitungsartikel zufolge war er »durch den Anblick von Blut so erregt, daß er gezwungen war, sich zurückzuziehen«.
Anscheinend war der Fotograf die einzige Person, die an jenem Tag Schmerz empfand. Denn der Patient bekam eine tiefe Narkose, gab während der Operation kein Geräusch von sich, und als er aufwachte, gab er an, daß er nichts gefühlt habe. Dr. Warren, damals 68 Jahre alt, drehte sich mit Tränen in den Augen zur Hörerschaft um und sagte: »Gentlemen, das hier ist kein Humbug.«*
Die Nachricht über diese Operation breitete sich mit ungewöhnlicher Geschwindigkeit aus. Die erste Ätheroperation in England fand etwa zehn Wochen später statt; sie wurde von dem berühmten Chirurgen Robert Liston durchgeführt, der zunächst skeptisch ankündigte: »Wir versuchen jetzt eine Yankee-Methode, mit der Männer angeblich gefühllos gemacht werden sollen.« Obwohl das Anästhetikum funktionierte, operierte Liston in gewohnter Geschwindigkeit und amputierte in exakt 28 Sekunden einhändig das Bein in Höhe der Hüfte.

---

* Morton, der Warrens Patienten anästhesiert hatte, versuchte aus seiner Entdeckung Geld zu machen. Er nannte den Äther »Letheon« und versuchte den charakteristischen Geruch mit verschiedenen aromatischen Ölen zu verdecken, in der Hoffnung, niemand würde bemerken, daß es nur Äther war. Die List ging schief und der Name wurde abgelegt, als Oliver Wendell Holmer äußerte, daß »Anästhetikum« ein besseres Wort wäre. Morton ließ sich nicht entmutigen und ersuchte den Kongreß um einen Preis für seine Entdeckung. Die Summe von einhunderttausend Dollar wurde vorgeschlagen, aber er bekam sie nie; beinahe unverzüglich erhob ein Senator der Südstaaten im Namen von Crawford Long Anspruch auf die Rechte, und Charles Jackson, der Chemiker aus Boston, tat das gleiche. Der Streit wurde fortgeführt, bis der Ausbruch des Bürgerkriegs die Aufmerksamkeit des Kongresses auf andere Angelegenheiten lenkte. Das Nachspiel von all dem ist deprimierend. Horace Wells, der Zahnarzt aus Hartford, verlor den Verstand; er kam ins Gefängnis, weil er zwei Mädchen mit Säure überschüttet hatte, und beging dort Selbstmord. Charles Jackson wurde ebenfalls verrückt und starb in einer Irrenanstalt. William Morton starb im Alter von 49 Jahren auf einer Parkbank, verarmt und vergessen.

Der erste wichtige Nebeneffekt der Narkose war, daß die Zahl der durchgeführten Operationen anstieg. Der zweite war, daß die Dauer der Operationen zunahm: die spektakulären, in Sekundenschnelle vollzogenen Operationen von Liston und vielen anderen waren über Nacht nicht mehr angesagt. Die Fähigkeiten wurden mit neuen Maßstäben gemessen.

Aber das war noch nicht das Ende aller Probleme. Schwierigkeiten mit Infektionen blieben noch jahrelang bestehen, bis Joseph Lister in Schottland seine Methoden der Desinfektion entwickelte.

Im Krankenhaus waren Infektionen, die von einem Patienten zum anderen übergingen, üblich. Chirurgische Patienten waren vor der Zeit der sterilen Operationstechniken besonders anfällig für Infektionen; eine Folge der verlängerten Operationszeiten war, daß es mehr Gelegenheiten zur bakteriellen Besiedelung der Wunde gab. Das führte dazu, daß in den Jahrzehnten nach Einführung der Narkose die Hauptursache für die Sterblichkeit nach Operationen die Infektion war.*

Der Unterschied zwischen den Infektionen, die die Patienten

---

* Die meisten chirurgischen Schnitte infizierten sich später, und die Chirurgen sprachen gerne von »löblichem Eiter« in der Wunde. Edward D. Churchill sagte: »Anzudeuten, daß Chirurgen vor Lister von Wunden immer erwarteten, daß sie eiterten, und von ›löblichem Eiter‹ sprachen, hieße, die Intelligenz von Generationen hervorragender Beobachter über Jahrhunderte hinweg zu unterschätzen ... Hippokrates lehrte, daß totes Fleisch in einer Wunde sich in Eiter umwandeln mußte, aber Theodorus und Mondeville [zwei mittelalterliche Chirurgen] erwarteten von Schnittwunden, in denen für gewöhnlich sehr wenig totes Gewebe vorkommt, daß sie im Normalfall ohne Eiterung heilten. Im Jahrhundert von Lister, während der Schlacht von Waterloo, war es unter englischen Chirurgen gemeinhin anerkannt, daß, wenn man die Enden von sauber geschnittenen Säbelwunden mit Klebestreifen aneinanderzog, sich die Heilung ohne Eiterung vollzog. Der Listerismus konnte die Eiterung nicht gänzlich aus infiziertem, totem Gewebe eliminieren ... das Prinzip des Ausschneidens von totem Gewebe (débridement) als Anfangsschritt in der Wundversorgung kam schließlich im Ersten Weltkrieg auf.«

untereinander austauschten, den Wundinfektionen und der Infektion von totem Gewebe in einer Wunde wurde lange nicht begriffen. Da man keine rechte Erklärung dafür hatte, wurden Krankenhausinfektionen – als Hospitalismus bezeichnet – im allgemeinen auf das im Krankenhaus herrschende Umfeld geschoben. Der Ort, an dem das Krankenhaus stand, wurde als wichtiger Faktor angesehen.

Das Massachusetts General Hospital wurde auf wiedergewonnenem Land gebaut. Es wurde berichtet, daß die Leute in der Nachbarschaft während des Sommers »durch Ausströmungen aus den Ebenen des neu gewonnenen Landes krank und aggressiv wurden«. 1875 empfahl die *Board of Consultation* den Krankenhauseigentümern, daß »wegen unsachgemäßer (Land-)Auffüllung keine weiteren Gebäude auf dem Land, das an die derzeitigen Stationen angrenzt, errichtet werden sollten ... In Zukunft wird es für das Krankenhaus das beste sein, den Standort zu wechseln, um den Bedürfnissen eines Krankenhauses besser gerecht zu werden.«

Das Datum dieser Aussage, 1875, ist bezeichnend; die Lister-Desinfektionsmethode war sechs Jahre zuvor durch Angestellte, die im schottischen Innovators Hospital in Edinburgh zu Gast gewesen waren, im MGH eingeführt worden. Die Desinfektion konnte sich jedoch beinahe dreißig Jahre lang nicht richtig durchsetzen. Statt dessen gingen die Umweltdiskussionen weiter – ungeachtet der Tatsache, daß Lister die Infektionsrate halbiert hatte, in einem Krankenhaus, das an einer Stelle stand, auf dem kaum zehn Jahre zuvor Tausende von Choleraopfern notdürftig begraben worden waren.

Es dauerte weniger als drei Monate, bis die Anästhesie in der Medizin weithin akzeptiert wurde. Es dauerte mehr als dreißig Jahre, bis die Desinfektion sich durchsetzen konnte. Warum? Beide Entdeckungen waren auf gleichermaßen wichtige Probleme gerichtet – die Infektion war vermutlich ein größeres Pro-

blem als der Schmerz. Und beide Techniken funktionierten sicher, obwohl sie simpel waren. Was war der Grund für die unterschiedliche Akzeptanzgeschwindigkeit?
Das wissenschaftliche Verständnis hatte nichts damit zu tun. Als die beiden Neuerungen vorgestellt wurden, konnte man keine von beiden erklären. Und obwohl wir heute das Prinzip der Desinfektion verstehen, können wir immer noch nicht erklären, warum Gase den Schmerz stillen.
Auch die Informationsverbreitung war kein Problem. Die Nachrichten über die Desinfektion verbreiteten sich genauso schnell wie die über die Narkose. Listers Methoden wurden in jedem westlichen Land heiß diskutiert.
Die Antwort findet man wohl am ehesten in der Fähigkeit der Medizin, sich mit einzelnen Individuen und nicht mit Gruppen zu beschäftigen. Die Narkose war etwas Eindrucksvolles, sie hatte einen positiven Effekt, der am einzelnen sichtbar war. Die Desinfektion hingegen war passiv, wenig dramatisch und negativ deshalb, weil sie versuchte, etwas zu *verhindern*, und nicht, etwas zu produzieren. In den frühen Tagen der Desinfektion war es üblich, daß ein skeptischer Chirurg die langatmigen, anstrengenden Methoden halbherzig bei einem oder zwei Patienten anwendete, dabei feststellte, daß die Patienten nach wie vor Infektionen erlitten, und deswegen verallgemeinernd schloß, daß Desinfektion wertlos war. Man kann dem auch schwer etwas entgegensetzen, denn das moderne Verständnis für Wirkungen in Gruppen und am Individuum – der Begriff einer »kontrollierten klinischen Studie« zum Beispiel, mit all seinen statistischen Verzweigungen – ist in der Tat ganz neu.
Nichtsdestotrotz konnte sich das Prinzip der Desinfektion schließlich durchsetzen, und es folgte eine Reihe von Entwicklungen, die für die sterilen Operationstechniken notwendig waren. Dem Chirurgen William S. Halstead von der Johns-Hopkins-Universität wird die Einführung von Operationshandschu-

hen aus Gummi im Jahre 1898 zugeschrieben. Um die Jahrhundertwende herum wurde die gewöhnliche Straßenkleidung durch Spezialkittel ersetzt. Der Mundschutz breitete sich erst Ende der zwanziger Jahre aus.

Schließlich wurde durch die Entdeckung der Antibiotika ein weiteres starkes Instrument hinzugefügt. Im Laufe eines Jahrhunderts wurde die Sterblichkeit durch operative Eingriffe, die in Zeiten des Bürgerkriegs bei ca. 80 Prozent lag, durch die Lister-Methode auf 45 Prozent reduziert und in den darauf folgenden Jahren nach und nach sogar noch weiter herabgesetzt; heute liegt sie in den meisten Krankenhäusern bei etwa drei Prozent.

Man sucht nach Wegen, diese Rate auf null herunterzuschrauben. In den letzten Jahren wurde das inzwischen etablierte Ritual des zeitgestoppten Waschens, der Gummihandschuhe und Gesichtsmasken kritisiert. Verschiedene Studien haben gezeigt, daß das Waschen die Haut nicht reinigt, sondern die Bakterien auf den Händen mobilisiert; daß ein Viertel aller Handschuhe Löcher haben; daß moderne Operationskittel für Bakterien durchlässig sind, vor allem, wenn sie naß werden (was oft im Verlauf einer Operation geschieht); daß Türen, die Operationssäle versiegeln, nicht Bakterienausbreitung verhindern können, sondern als Sammelstellen für Bakterien fungieren. Solche Studien sind zur Zeit noch zu widersprüchlich, um einen klaren Trend erkennen zu lassen, aber es ist wahrscheinlich, daß das Ritual in den kommenden Jahren stark abgeändert werden wird.

Die Chirurgen können sich mit solchen Studienergebnissen durchaus anfreunden, vor allem, weil postoperative Infektionen kein großes Problem mehr darstellen. Tatsächlich ist die häufigste Todesursache in der frühen postoperativen Phase nicht die Operation, sondern die Narkose.

Man fragt sich, warum das nicht immer so war, vor allem in Anbetracht der früher üblichen Methoden, Äther zu verabreichen, mit Hilfe eines konisch geformten Schwammes. C. Warren erinnert sich aus der Zeit des Bürgerkrieges daran:

> Diese Männer, von denen viele sowohl ans Kämpfen als auch an Alkohol gewöhnt waren, waren keine besonders günstigen Objekte für die Verabreichung von Äther, und ich erinnere mich noch sehr lebhaft an meine Bemühungen als Student im Stationsdienst [1865–66], diese Patienten mit Äther zu narkotisieren. Eine Äthernarkose zu verabreichen, bedeutete in jenen Tagen keine geringfügige Qual. Es erinnerte oft mehr an das Gedränge auf einem Football-Feld als an die Ordnung und Stille, die einen Operationstisch umgeben sollten. Eine Vorbehandlung hielt man für unnötig, außer vielleicht eine gewisse Zeit vor der Narkose kein Essen zu verabreichen. Die Patienten kamen, wie sie waren, auf den Operationstisch und hatten keine Wahl. Sie wurden meistens noch oben auf der Treppe auf einem kleinen Stuhl außerhalb des Operationssaales mit Äther betäubt, da es zu jener Zeit keinen speziellen Raum für diesen Zweck gab. In dem Kampf, der folgte, erinnere ich mich oft gegen das Geländer gedrückt worden zu sein, an dem nur eine kleine Stange mich daran hinderte, die drei Treppen hinabzustürzen. Aber wie kräftig der Patient auch sein mochte, der Mann hinter dem Schwamm ging als Sieger hervor, und das keuchende Opfer wurde triumphierend von dem Studenten und dem Pfleger in den Operationssaal getragen.

Die Methode der Verabreichung war zwar primitiv, aber ungefährlich. Es war schwierig, eine tiefe Narkose zu erreichen. Komplikationen gab es Warren zufolge für gewöhnlich keine.
So hat sich in gewisser Weise der Kreis in der Chirurgie geschlossen, von der Zeit, als die Anästhesie neue Horizonte öffnete, bis zu der Zeit, wo sie eine ernsthafte Bedrohung für den

Ausgang der Operation darstellen kann. Es ist die Ironie des Schicksals, der man in der Geschichte der Medizin häufig begegnet.

Ein klassisches Beispiel des geschlossenen Kreises ist die Geschichte der Appendizitis. Das ist eine sehr alte Krankheit – man hat ägyptische Mumien gefunden, die daran gestorben sind –, aber sie wurde bis zum Jahr 1886 nie richtig beschrieben.

Beinahe das ganze 19. Jahrhundert hindurch kannten die Chirurgen Krankheiten, die Schmerzen und Eiterungen im rechten Unterbauch hervorriefen. Es wurden einige Versuche gemacht, das Leiden durch eine Operation zu beheben, wobei man den Eiter ablaufen ließ. Aber die Ergebnisse waren nicht ermutigend, und im Jahre 1874 sagte der englische Chirurg Sir John Erickson, daß der Bauchraum »für immer vor dem Eindringen des weisen, menschlichen Chirurgen verschlossen« bleiben würde. Man beachte, daß der Schmerz hierbei keine Bedeutung hatte – die chirurgische Narkose war schon beinahe 30 Jahre alt. Die Eiteransammlungen im Bauchraum wurden nicht verstanden und konnten anscheinend durch chirurgische Intervention nicht beseitigt werden.

Zwölf Jahre später veröffentlichte Reginald H. Fitz, ein Pathologe des MGH, der durch Europa gereist war und bei dem großen deutschen Pathologen Rudolf Virchow gelernt hatte, die Ergebnisse einer ausgedehnten Studie an 466 Fällen von »Typhlitis« und »perityphlitischem Abszeß«, wie diese Krankheiten etwas vage genannt wurden (von griech. typhlon = Blinddarm. Anm. d. Übs.). Fitz kam zu dem Ergebnis, daß das, was die Chirurgen bei der Operation fanden – ein großes Areal von entzündetem Darm und weitverbreiteter Eiter in der Bauchhöhle –, von einer anfänglich kleinen Entzündung des Blinddarms, des Appendix, herrührte. Mit der »Appendizitis« beschrieb er in der Tat eine gänzlich neue Krankheit.

Die neue Krankheit wurde nicht sofort von allen Medizinern

akzeptiert. Genausowenig wie Fitz' Überzeugung, daß es richtig wäre, die Operation durchzuführen, bevor der Blinddarm platzte, und nicht danach. Heute ist der Gedanke der »chirurgischen Intervention« etwas Alltägliches, aber zu Fitz' Zeiten galt die Chirurgie als letzte Möglichkeit, nicht als erste.

Selbst nachdem seine klinische Beschreibung der Appendizitis anerkannt wurde, blieb die chirurgische Behandlung ein Streitpunkt. In vielen Kliniken wurde die Entfernung des Blinddarms, die Appendektomie, als seltsames Vorgehen von fraglichem Wert angesehen. 1897, als Harvey Cushing Stationsarzt im Johns Hopkins war (nachdem er seine Zeit als *Intern* im MGH verbracht hatte und mehreren Appendektomien beigewohnt hatte), diagnostizierte er bei sich selbst eine Appendizitis. Er hatte große Schwierigkeiten, seine Kollegen von der Operation zu überzeugen; beide, Halsted und Osler, rieten ihm davon ab. Schließlich jedoch gaben die Chirurgen nach und erklärten sich bereit, die Operation durchzuführen. Cushing machte alles andere selbst: er ließ sich stationär aufnehmen, machte die Anamnese und körperliche Untersuchung an sich selbst, zeichnete die abdominellen Befunde auf und ordnete die Medikation vor und nach der Operation an. Man sagte, er hätte die Operation selbst durchgeführt, wenn er irgendeinen Weg gefunden hätte, der es möglich gemacht hätte.

In den nächsten paar Jahren wurde die Appendizitis nicht nur eine anerkannte, sondern auch eine Mode-Krankheit; 1902 wurde sie bei König Edward VII. von England diagnostiziert, der deswegen operiert wurde. Das war der Startschuß für eine große Welle von diagnostizierten und operierten Blinddarmentzündungen.

Da es eine ziemlich sichere, recht einfach durchzuführende Bauchoperation war, ermutigte sie viele Chirurgen, diese Körperhöhle mutiger zu erforschen. Ihr plötzlicher Mut blieb jedoch nicht ganz ohne Rückschläge: Die Chirurgen waren so enthusiastisch, daß beinahe jeder Bauchschmerz zu einer Operation führte, und es folgte eine Welle von Eierstock- und Eileiterentfernungen bei Frauen, zusammen mit dem Blinddarm. Das Endergebnis davon war die Einführung von Qualitätskontrollen bei chirurgischen Vorgängen, durch die Einrichtung von »Tissue Committees« (deutsch etwa »Gewebe-Kommissionen«), denen Pathologen vorstanden.

Dr. Francis D. Moore schrieb: »[Fitz] war ein Pathologie-Student, der den Chirurgen sagte, sie sollten mehr operieren ... was für eine Ironie, daß es dreißig Jahre später die Pathologen waren, die bei den Chirurgen die Bremsen ziehen mußten, weil die Blinddarmoperation sie aus dem Häuschen gebracht hatte.«

Wenn wir uns an Mr. O'Connors Fall erinnern, wäre es gut, sich ein paar von den Meinungsverschiedenheiten und falschen Vorstellungen bezüglich des Verhältnisses von Chirurgen und Internisten anzusehen. Die zwei Gruppen waren nie geistesverwandt. Internisten haben sich schon von jeher für intellektueller als Chirurgen gehalten. Als Nachkommen von Hippokrates sehen sie auf Chirurgen als Nachkommen der Barbiere herab. Chirurgen wiederum betrachten sich als handlungsorientiert und sehen in den Internisten Zauderer, die nicht handeln wollen oder können.

Von ihrem Temperament und ihrer Philosophie her können sich die beiden Gruppen überhaupt nicht verstehen. Bei den Mahlzeiten im Speisesaal der Ärzte kann man den internistischen und chirurgischen Assistenzärzten dabei zuhören, wie sie über die Behandlung der jeweils neuen Patienten diskutieren. Die Chirurgen sagen, die Internisten säßen tatenlos am Bett des Patienten und sähen zu, wie er stirbt; die Internisten sagen, der Chirurg schneide an allem herum, was sich bewegt. Das meiste von diesem Gerede ist nichts als schwarzer Humor, aber es besteht auch schon sehr lange ein ernstgemeinter Streit.

Dr. Paul S. Russell zitiert den Chirurgen Sir Heneage Ogilvie in einer aufschlußreichen Passage:

> Ein Chirurg, der einen schwierigen Fall leitet, ist wie der Skipper einer Ozeanjacht. Er kennt den Hafen, bis zu dem er kommen muß, aber er kann den Verlauf der Reise nicht vorhersehen ... Die Aufgabe des Internisten ist vergleichbar mit der eines Golfers ... Wenn er die Richtung und den Wind richtig beurteilt, jede Lage korrekt einschätzt, den richtigen Schläger für jeden Schlag findet und ihn erfolgreich einsetzt, wird er einen Eagle oder einen Birdie schaffen. Wenn er einen Fehler macht, wird er ein schlechtes Punktergebnis haben, aber er wird am Ende trotzdem ans Ziel kommen. Der Boden wird nicht unter seinen Füßen entzweibrechen, aus dem Golfspiel wird nicht plötzlich ein Stierkampf werden.

Das wurde 1948 geschrieben. Sechshundert Jahre zuvor legte der französische Chirurg Henri de Mondeville seine Gründe dar, warum er die Chirurgie für etwas Besseres als die Innere Medizin hielt:

> Die Chirurgie ist der Inneren Medizin ohne Zweifel überlegen, und zwar aus folgenden Gründen: 1. Die Chirurgie behandelt kompliziertere Krankheiten, gegenüber denen die Innere Medizin hilflos ist. 2. Die Chirurgie behandelt Krankheiten, die durch keine anderen Maßnahmen heilbar sind, nicht von sich aus, nicht durch die Natur, und nicht durch internistische Methoden. Die Innere Medizin heilt eine Krankheit nie so eindeutig, daß man sagen könnte, die Heilung wurde durch die Medizin herbeigeführt. 3. Die Handlungen der Chirurgie sind sichtbar und greifbar, während die der Inneren Medizin versteckt sind, was den Internisten

sehr zugute kommt. Wenn sie einen Fehler gemacht haben, ist es nicht offensichtlich, und wenn sie den Patienten töten, geschieht das nicht offen. Aber wenn der Chirurg einen Fehler macht ... wird es von jedem Anwesenden gesehen, und es kann nicht auf die Natur oder die Konstitution des Patienten geschoben werden.

Jahrhundertelang waren Chirurgen besser bezahlt als Internisten. Internisten werden nicht überrascht sein zu erfahren, wie alt die Sorge der Chirurgen um die Bezahlung ist. Im Mittelalter beschäftigte sich Mondeville mit dieser Angelegenheit:

> Der Chirurg, der seinen Patienten richtig behandeln will, muß zunächst das Honorar festlegen. Wenn ihm die Bezahlung nicht garantiert wird, kann er sich nicht auf den Fall konzentrieren. Er wird oberflächlich untersuchen, und er wird Entschuldigungen finden und sich verspäten, aber wenn er sein Honorar bekommen hat, liegen die Dinge anders ... Der Chirurg muß folgende Dinge im Kopf haben: erstens sein Honorar; zweitens, Gerede zu vermeiden; drittens, vorsichtig zu operieren; viertens die Krankheit; fünftens die Kraft des kranken Mannes. Der Chirurg darf sich durch äußere Erscheinung nicht trügen lassen. Wohlhabende Leute ziehen sich arme Kleider an, wenn sie zu einem Chirurgen gehen; wenn sie reich angezogen sind, werden sie Geschichten erzählen, um die Bezahlung des Chirurgen zu reduzieren ... Ich habe noch nie einen Menschen getroffen, der so reich war, oder besser, der so ehrlich war, daß er ohne Aufforderung das bezahlt hätte, was er versprochen hat.

Andererseits ist die Begeisterung für Operationen kein altes Laster der Chirurgie, sondern ein recht modernes. Es wurde durch die Entwicklung der Narkose und der Desinfektion hervorge-

bracht, die beide weniger als 100 Jahre alt sind. Die Zurückhaltung bei der operativen Tätigkeit ist noch moderner, eine Konsequenz von Qualitätskontrollen, die es erst seit weniger als 40 Jahren gibt.
Mr. O'Connor war zwei Wochen lang in den Händen der Chirurgen. Er wurde nicht operiert; es gab nicht genügend Hinweise für eine operativ behandelbare Erkrankung, und daher erhielt er in der Hauptsache eine konservative, medikamentöse Therapie. Das zeigt, daß wir weit entfernt sind von den Tagen, als ein chirurgischer Oberarzt zu seinen Mitarbeitern sagte (vielleicht hat man es ihm auch nur in den Mund gelegt): »Jeder Mensch leidet an mindestens drei chirurgischen Erkrankungen. Unsere Aufgabe ist es, sie aufzudecken.« Und wir sind weit entfernt von den Tagen, in denen ein Internist tatsächlich sagen konnte, daß die Chirurgen nicht einmal ein EKG lesen könnten – und sich außerdem nicht einmal darum scherten. Es gibt in der Tat einige Hinweise darauf, daß die Chirurgie und die Innere Medizin sich einander annähern. Es ist ein Prozeß, der seit Jahrhunderten anhält. Heute arbeiten Kardiologen und Herzchirurgen Hand in Hand, wie es auch die Immunologen und Transplanteure tun, die Onkologen und die Chirurgen, die die Tumoren entfernen. Man muß sich nur einmal die große Zahl von chirurgischen Assistenzärzten im MGH vor Augen führen, die sich in irgendeiner Form mit biochemischer und molekularbiologischer Grundlagenforschung beschäftigt haben, um den Trend zu erkennen.
Bertrand Russell sagte einmal, daß wir die Welt mit mathematischen Begriffen erklären wollen, weil wir nicht klug genug sind, sie in tiefergehender Weise zu beschreiben. In ähnlicher Weise haben Chirurgen und Internisten erkannt, daß die Chirurgie und die Innere Medizin das gemeinsame Ziel haben, den funktionellen Zustand von Geweben in einem Körper zu verändern. Das Verändern von Gewebe durch den Einsatz eines

Messers ist jedoch eine ziemlich rohe Art, die Dinge anzugehen; die besten Chirurgen sind immer diejenigen, die mit Operationen zurückhaltend sind.
Das soll nicht heißen, daß das Skalpell noch zu unseren Lebzeiten ein Museumsstück werden wird. Davon sind wir weit entfernt. Die Chirurgie entwickelt sich von einem schneidenden, entfernenden Gewerbe zu einem reparierenden, implantierenden, und sie wird daher eher noch wichtiger für die Medizin werden. Aber der Trend zur Kooperation mit den Internisten, anstelle eines Kampfes gegen sie, wird wahrscheinlich im Laufe der Zeit noch stärker werden.
In der Tat hat man durch die dramatischen Ereignisse innerhalb der Operationssäle übersehen, daß die meisten Fortschritte der Chirurgie sich im Rahmen der prä- und postoperativen Versorgung vollzogen haben. Die moderne Chirurgie ist um einiges komplizierter als vor hundert Jahren, aber diese Komplexität hat mehr mit dem Säure-Basen-Haushalt als mit chirurgischen Knoten zu tun.

Man könnte sagen, daß der chirurgische Fortschritt in den letzten zwanzig Jahren vor allem von den parachirurgischen Innovationen abhing, bei denen es mehr darum ging, was außerhalb des Operationssaales geschah, als um die Operationen selbst. Der paradoxe Effekt davon war, daß die Anzahl und das Spektrum der Dienstleistungen für die Operationssäle enorm zugenommen haben. Große Bereiche des Krankenhauses beschäftigen sich heute nur noch mit dem Erhalt und der Unterstützung eines vollen Operationsprogrammes, das mehr als 16 000 Operationen im Jahr beinhaltet. Zwei gut verständliche Beispiele sind die Zentrale Materialstelle und die Blutbank.
Die Zentrale Materialstelle besteht aus einem einzigen, riesigen Raum, einen Stock oberhalb der Operationsabteilung. Sie ist ein Vorratsraum, in dem die riesigen Mengen von sterilisiertem Ma-

terial, das in den Operationssälen und auf den Stationen benötigt wird, gelagert werden. Hier wird die gesamte Sterilisation gemacht; 43 Angestellte sind rund um die Uhr in dem Raum beschäftigt, an sieben Tagen in der Woche. Die Betriebskosten dieser Abteilung belaufen sich auf mehr als 600 000 Dollar im Jahr. Wenn man die chirurgischen Instrumente ausnimmt, lagert die Zentrale Materialstelle ungefähr 500 verschiedene Artikel. Darunter sind 44 Arten von Fogarty-Kathetern, 29 unterschiedliche Absaugvorrichtungen, zehn Nadeltypen, 15 Tucharten und 55 verschiedene »Sets« (vorgepackte Zusammenstellungen von Material und Instrumenten für bestimmte Vorgänge). Dabei sind zum Beispiel Sets für Alkohol-Nervenblockaden, für die arterielle Sauerstoffmessung, für Leberbiopsien, Wundnähte und für die invasive Blutdruckmessung. Jedes Set wird ausgegeben, benutzt und zurückgegeben; wo es möglich ist, wird erneut sterilisiert, wieder in Sets abgepackt und ausgegeben.

Alles in allem gibt die Zentrale Materialstelle 12 000 Gegenstände pro Tag aus, oder fast 4,5 Millionen Gegenstände im Jahr. Das Arbeitsaufkommen der Zentralen Materialstelle hat in den vergangenen Jahren enorm zugenommen. Zum Beispiel:

Krankenhausgebrauch

	1966	1968
Sterile Kittel	27 000	38 000
Naht-Sets	37 000	61 000
Thermometer	485 000	1 208 000

Das sind alles echte Zahlen, das heißt, sie repräsentieren nicht das Zusammentreffen von Aufgaben, die in den zwei Jahren davor von irgendeinem anderen Bereich erledigt wurden, sondern einfach nur den vermehrten Bedarf des Krankenhauses für diese Gegenstände.

Es sollte hier einmal festgehalten werden, daß die Zentrale Materialstelle nicht mit allen Gegenständen zu tun hat, die man heute für die Medizintechnik benötigt. Zum Beispiel beinhalten die zehn verschiedenen Nadelsorten, die sie vorrätig hat, noch nicht die Nadeln für den routinemäßigen intramuskulären und intravenösen Gebrauch; diese werden vorsterilisiert erworben und nach dem Gebrauch weggeworfen. Es sind vielmehr Intrakardialnadeln, Spinalnadeln, Knochenmarkspunktionsnadeln, Ventrikularnadeln und andere ähnlich spezialisierte, nicht wegwerfbare Geräte.

Die Frage, ob die Zentrale Materialstelle soviel wie zur Zeit tun sollte, ist Gegenstand heftiger Diskussionen. Die Kosten von allem, was das Krankenhaus braucht, sind so in die Höhe gestiegen, daß sogar die einfachsten Gegenstände für die Patientenversorgung wieder neu unter die Lupe genommen werden – um plötzlich festzustellen, daß sie gar nicht so einfach sind. Denken Sie an die große Diskussion um die Thermometer.

Thermometer wurden im Jahre 1890 zum ersten Mal klinisch angewendet; damals waren es empfindliche, 30 Zentimeter lange Geräte. Heute gehören sie zur täglichen Pflege, und sie stellen den größten Geschäftsposten in der Zentralen Materialstelle dar, die pro Tag zwischen 3000 und 4000 Thermometer aushändigt. Das MGH wendet eine Methode der Wiederverwertung von Thermometern an – unsaubere Thermometer werden an die Zentrale Materialstelle zurückgegeben, gewaschen, sterilisiert, trockengeschleudert und wieder für den Gebrauch verpackt.

Die Krankenhausverwaltung hat vor kurzem eine Kostenanalyse des Thermometersystems in Auftrag gegeben, die zu dem Schluß kam, daß der durchschnittliche Patient pro Tag 2,5mal Fieber gemessen bekam, oder 32mal während einer durchschnittlichen stationären Aufenthaltsdauer von 13 Tagen. Drei mögliche Systeme wurden untersucht: das wiederverwendbare Thermometer; ein Einmalröhrchen, das mit einer tragbaren Meßeinheit benutzt wurde; und ein persönliches Thermometer-System, bei dem jeder Patient bei der Aufnahme sein eigenes Thermometer bekam, das er dann für die gesamte Aufenthaltsdauer am Bett behielt.

Das Ergebnis in bezug auf die jährlichen Kosten war das folgende:

Wiederverwertbar	30 113 Dollar
Röhrchen und Meßeinheit	49 786 Dollar
Persönliches Thermometer	13 250 Dollar

Das zeigt die Angelegenheit jedoch noch nicht von allen Seiten. Es gibt einige komplizierende Faktoren. Zum ersten, das System, wie es momentan am MGH gehandhabt wird, ist ineffizient. Die Zentrale Materialstelle bekommt nicht alle Thermometer zurück, die sie ausgibt; 1968 hat sie 30 000 Dollar ausgegeben, um verlorene Thermometer zu ersetzen, womit die effektiven Kosten sich verdoppeln. Zweitens, das Röhrchen mit der Meßeinheit hat einen wichtigen zusätzlichen Kostenfaktor, nämlich die Meßeinheit, die 190 Dollar pro Stück kostet. Bei der obigen Berechnung ist eine Amortisation außer acht gelassen worden. Auch die Arbeitszeit der Krankenschwester ist dabei nicht berücksichtigt worden – die Meßeinheiten sind im Vergleich zu den gewöhnlichen Thermometern wesentlich schneller.

Die Situation wird weiter kompliziert durch die Angst, daß das System mit den persönlichen Thermometern keine adäquaten Sicherheitsvorkehrungen für die Patienten beinhaltet. Kritiker sahen schon die Situation vor sich, bei der ein tuberkulöser Patient in ein anderes Zimmer verlegt wird und ein neuer Patient an seine Stelle kommt, wobei das Thermometer unachtsamerweise auf dem Nachttisch liegen bleibt und in den Mund des nichts ahnenden Neuankömmlings gesteckt wird. Das Beispiel ist weit hergeholt; aber natürlich muß ein neues System genau untersucht werden, um seine Sicherheit und Verläßlichkeit festzustellen.

Man kann nie wirklich sicher sagen, welches das beste, das sicherste und das billigste System ist, um die Temperatur eines Patienten zu messen. Die Probleme bei der Kostenanalyse dieser relativ einfachen Angelegenheit vervielfachen sich, wenn man versucht, die Kosten einer Röntgenabteilung oder eines klinisch-chemischen Labors aufzuschlüsseln. Bei der Unterschiedlichkeit der Rechenmethoden und der mangelnden Verläßlichkeit verschiedener Systeme wird es ungeheuer schwer zu entscheiden, welche Kosten gerechtfertigt sind und welche nicht.

Die Kontroverse hält noch an, aber wenn man es gegeneinander aufwiegt, sind die Kostenvorteile zu groß und das Gefahrenpotential zu gering, um dem Krankenhaus zu erlauben, das System der persönlichen Thermometer außer acht zu lassen. Wenn das Krankenhaus auf dieses System umsteigen würde, würden zwar nur fünf Hundertstel von einem Prozent des jährlichen Budgets eingespart, aber man kann sehen, daß eine Reihe von ähnlichen kleinen Kostenreduktionen schließlich einen Einfluß auf die Gesamtkosten des Krankenhauses haben würde.

Die Blutbank ist eine weitere große und teure Einrichtung. Das MGH hat heute wahrscheinlich die größte krankenhauseigene Blutbank- und Transfusionsabteilung der ganzen Welt. Sie nimmt zwei Stockwerke des Gray Building ein und arbeitet mit ungefähr einem Fünftel der Blutkonserven, die im Staate Massachusetts zur Anwendung kommen. Der größte Teil des Blutes wird für chirurgische Patienten verwendet, ein großer Teil davon für Operationen am offenen Herzen. Es gab Zeiten, in denen gut ein Drittel des gesamten Blutes in die Herzchirurgie floß. Dieser massive Verbrauch wiederum ist größtenteils Konsequenz der Herz-Lungen-Maschinen, die große Mengen von Blut benötigen, um die Pumpe zum Laufen zu bringen.

Obwohl die Größe der Blutbank in engem Verhältnis zum wachsenden Bedarf in der Herzchirurgie steht, ging ihr Wachstum der Entwicklung der Operationstechnik am offenen Herzen voraus. Die Blutbank im MGH wurde 1942 eingeführt, zeitweise unter der Leitung von Dr. Lamar Soutter. Die Krankenhausleitung war skeptisch angesichts des Bedarfs einer solchen Einrichtung und stellte 5000 Dollar für die Gerätschaften und einen Kellerraum in einem der Gebäude zur Verfügung. Soutter erinnert sich, daß »am Anfang alles schiefging, [aber] die Bemühungen machten sich in unglaublicher Geschwindigkeit bezahlt. Im November 1942 wurde das Krankenhaus überflutet mit Opfern der Cocoanut-Grove-[Brand-]Katastrophe. Die Bank hatte mehr als genug Blutplasma für eine adäquate Patientenversorgung. Diese Erfahrung wischte die letzten Vorbehalte gegen die Blutbank fort, und sie wurde fest eingerichtet als notwendiger Teil des Krankenhauses.«
Die Blutbank hat immer schwarze Zahlen geschrieben, obwohl ihr Haushaltsbudget von 5000 Dollar im Jahre 1942 auf 144 300 Dollar im Jahre 1951 und schließlich auf über eine Million in der heutigen Zeit angewachsen ist. Das Personal ist von einer Krankenschwester, einem Techniker und einem Teilzeit-Internisten im Jahre 1942 auf mehr als einhundert Techniker, Schwestern und Schreibkräfte angewachsen.

Der Definition gemäß ist ein Organ eine Ansammlung spezialisierter Zellen, die eine bestimmte Funktion erfüllen. Dieser Definition zufolge ist das Blut ein Organ, obwohl man es selten als solches bezeichnet.
Im Embryo entwickelt sich das Blut aus denselben Urgeweben wie das Knorpelgewebe, das Bindegewebe und das Knochengewebe. Mit diesem Wissen kann man sich leichter vorstellen, warum das Blut im Knochenmark gebildet wird.
Im Erwachsenen besteht das Blut zu fünf Vierteln aus Flüssig-

keit, was ungefähr sieben Prozent des Körpergewichts ausmacht. Vom Gewicht her ist es also ein recht großes Organ – viel größer als die Lunge (ein Prozent) oder die Leber (zwei Prozent). Die Funktionen des Blutes sind sehr komplex und reichen vom Sauerstoff- und Nährstofftransport bis zur Infektionsabwehr des Körpers.

Wenn das Blut ein Organ ist, dann ist die Bluttransfusion eine Organtransplantation. Es ist nicht sinnlos, Transfusionen als solche zu betrachten, denn praktisch alle Probleme der modernen Organtransplantation werden gelöst, wenn man sich mit der Bluttransfusion beschäftigt. Da die Transfusion uns heute so geläufig ist, vergessen wir oft, daß es in Wirklichkeit eine Transplantation ist – die Übergabe von lebenden Zellen eines Spenders an einen Empfänger.

Niemand weiß, wann die erste Transfusion durchgeführt wurde, aber es ist sicher schon sehr lange her, da man den Nutzen des Blutes in früheren Zeiten hoch ansiedelte. Aus früheren Berichten geht nicht ganz klar hervor, ob das Blut getrunken oder transfundiert wurde, denn beide Methoden wurden als sinnvoll erachtet. Celsus berichtet zu Zeiten des Römischen Reiches von der Behandlung der Epilepsie durch das Trinken heißen Blutes aus dem durchschnittenen Hals eines Gladiators. Die Mongolen, in deren Kultur die Pferde eine wichtige Rolle einnahmen, tranken oft Pferdeblut, um sich zu stärken.

Der Gedanke einer intravenösen Injektion ist ebenso alt. Ovid schreibt, daß Jason von Medea mit einer Spritze von »succis« (lat. = Säfte) in seine Jugularvene geholfen wurde.

Hinter dem frühen Interesse an der Transfusion stand die logische Schlußfolgerung, daß eine Krankheit, die mit Blutverlust verbunden ist, am besten durch den Ersatz des Blutes behandelt wird. Die früheren Gerätschaften dafür waren primitiv – Nadeln aus Federkielen und Knochen, Schläuche aus Blasen oder Leder.

In vielen Fällen wurde tierisches Blut in Menschen transfundiert, oft unter Zugabe von Samen, Urin und anderen Substanzen, die man für belebend hielt.

Es ist nicht überraschend, daß die Patienten bei dieser Prozedur oft verstarben. Spender starben ebenfalls häufig. In einem berühmten Fallbeispiel aus dem Jahre 1492 wurde Papst Innozenz VIII. eine Transfusion von drei Jungen verabreicht. Sowohl die Spender als auch der Empfänger starben innerhalb weniger Tage.

Im 18. Jahrhundert, als bessere Materialien zur Verfügung standen und in der Regel aufmerksamer beobachtet wurde, wurde klar, daß bestimmte Patienten von der Transfusion profitierten und andere nicht. Dieser frühe Begriff der »Transfusionsreaktion« entwickelte sich nach und nach weiter, bis Karl Landsteiner im Jahre 1900 die Blutgruppen A, B und 0 entdeckte. Dies war die erste klare, unmißverständliche Feststellung, daß nicht jedes Blut gleich war. Noch mehr als zehn Jahre nach Landsteiners Arbeit gab es praktisch keine klinische Methode, um Blutgruppen zu differenzieren. Die Suche nach solchen Techniken ist ein direkter Vorläufer der modernen Gewebetypisierung, wie man sie bei Transplantationen anderer Organe anwendet.

Genau wie das Zusammenpassen von Spender und Empfänger, stellte das Lagern des Organs ein Problem dar. Unbehandelt gerinnt Blut, kurz nachdem man es abgenommen hat. Erstmals 1916 konnte das Blut in Glasflaschen zwei Wochen lang kühl gelagert werden, unter Zugabe von gerinnungshemmenden Substanzen. Es dauerte noch mehr als zwanzig Jahre, bis das System der Blutbanken sich in diesem Land durchsetzte. Es gab lange Zeit keine wesentlichen Verbesserungen in bezug auf die Lagerung, bis 1952 die Glasflaschen durch Plastikbeutel ersetzt wurden, in denen sich die Blutbestandteile viel besser halten. Die Möglichkeit, Blut eingefroren zu lagern, ist erst vor nicht allzu langer Zeit hinzugekommen. Diese Technik hat mehrere traditionelle Probleme der Blutbanken gelöst, und sie gehört heute zu den wichtigsten Funktionen des MGH: die meisten Operationen am offenen Herzen werden mit eingefrorenem Blut durchgeführt.*

Früher mußte Blut innerhalb von drei Wochen verbraucht werden. Jetzt kann man es bei minus 70 Grad Celsius fünf Jahre und länger lagern. In der Vergangenheit mußte man Patienten ihre eigene Blutgruppe verabreichen. Heute wäscht der Prozeß des Einfrierens und Auftauens die Serumantikörper heraus, was bedeutet, daß gefrorenes Blut der Gruppe 0 jedem verabreicht werden kann, egal was für eine Blutgruppe er hat. Die Notwendigkeit der Bank, viele verschiedene Blutgruppen zu lagern, ist daher nicht mehr in dieser Form gegeben.

Schließlich gibt es noch Anzeichen dafür, daß das Risiko einer Hepatitis, von jeher ein Problem bei Transfusionen, reduziert ist, wenn man gefrorenes Blut verwendet.

Natürlich hat gefrorenes Blut auch einige Nachteile. Es ist momentan teurer. Außerdem gehen einige entscheidende Blutbestandteile, vor allem die Blutplättchen, die wichtig für die Gerinnung sind, verloren und müssen separat verabreicht werden. Aber dafür gibt es einfache Techniken.

Die Produkte der modernen Blutbank werden immer anspruchsvoller. 1942 produzierte die Bank nur zwei Produkte – Vollblut und Plasma (der flüssige Teil ohne die Zellbestandteile). Jetzt ist es möglich, Vollblut oder Erythrozytenkonzentrate oder Blutplättchen ohne Plasma zu geben; es ist möglich, Plasma, nur die Proteine aus dem Plasma oder nur einen spezifischen Teil der Proteine ohne die anderen zu geben. Jedes dieser spezialisierten Blutprodukte wird zunehmend wichtiger in der modernen medizinischen Versorgung.

---

* Dr. Charles Huggins, ein Chirurg des MGH, war einer der Pioniere, die gefrorenes Blut für klinische Zwecke brauchbar machten.

Was für eine Bedeutung hat das alles für die Chirurgie? Da sie wissenschaftlicher und komplexer geworden ist, ist ein großer Anteil des Flairs und der Dramatik, des Spektakels, an das Warren sich erinnerte, verschwunden – oder zumindest abgeschwächt, so daß man kaum mehr etwas davon erkennen kann.

An Samstagnachmittagen werden im Krankenhaus chirurgische Visiten für Studenten abgehalten, bei denen Patienten, die vor Operationen stehen, vorgestellt werden. Dann werden die Studenten eingeladen, die Vorgehensweisen von einer der Zuschauergalerien aus mit anzusehen. Diese Lehrübung ist der letzte Überrest einer stolzen Tradition des chirurgischen Spektakels. Dr. E. D. Churchill, früherer chirurgischer Chefarzt des MGH, gibt folgenden Bericht:

Die Zurschaustellung von Operationen an Samstagvormittagen wurde bis gut in die zwanziger Jahre hinein fortgeführt. Ungewöhnliche Fälle wurden gesammelt, so daß die Chirurgen vom Dienst eine eindrucksvolle Liste mit Operationen für das Amphitheater hatten. Die zwei Dienste, Ost und West, beobachteten sich gegenseitig und versuchten immer, sich die Schau zu stehlen. Im Operationsgebäude, das 1900 eröffnet wurde, erreichte diese Schau beachtliche Dimensionen. Wenn die Liste lang war, wurde eine Operation in einem kleinen Saal begonnen. Dann trottete die Mannschaft mit der gesamten Ausrüstung wie ein Zigeunertrupp in die Mitte des Amphitheaters, wo die entscheidende Phase der Operation den zuschauenden Ärzten demonstriert wurde. Die Chirurgen durften ungefähr 15 Minuten dort verweilen. Ob die Operation danach beendet war oder nicht, am Ende dieses Zeitraums wurden die Zelte abgebrochen, und die Truppe trat von der Bühne ab, um die Operation anderswo zu beenden, und ein neuer Akt begann ... Große Bedeutung wurde der Geschwindigkeit und der Gewagtheit einer Operation beigemessen ... Die Spannung stieg, wenn irgendeine Primadonna sich nicht aus dem Rampenlicht zurückziehen wollte und die Zeit überzog, um das Publikum mit einer Vorführung seines chirurgischen Könnens in Bann zu halten.

Das Können des Chirurgen ist seither immer größer geworden. Die Rekonstruktion einer beinahe vollständig abgetrennten Hand ist mittlerweile zwar nicht gerade alltäglich, aber auch nichts besonders Aufregendes mehr.
Und wenn in unserem Fernsehzeitalter der Chirurg etwas mehr Extravaganz an den Tag legt, als wissenschaftlich notwendig wäre, mehr Sinn für Dramatik, als medizinisch angezeigt, dann kann er zumindest damit entschuldigt werden, daß er die Traditionen seines Berufs – und, in einem tieferen Sinn, den Inhalt seines Lebens hochhält.

SYLVIA THOMPSON

Der Wandel in der Medizin

Der Flug Nummer 404 von Los Angeles nach Boston befand sich irgendwo östlich von Ohio, als Mrs. Sylvia Thompson, eine 56jährige Mutter von drei Kindern, plötzlich Schmerzen in der Brust bekam.

Der Schmerz war nicht schlimm, aber er dauerte an. Nachdem das Flugzeug gelandet war, fragte sie einen Beamten der Fluggesellschaft, ob es einen Arzt am Flughafen gab. Er wies ihr den Weg zur Ersten Hilfe des Logan Airport, beim Flugsteig 23, in der Nähe des Terminals der Eastern Airlines.

Als sie in den Wartebereich eintrat, sagte Mrs. Thompson der Dame an der Anmeldung, daß sie gerne einen Arzt sprechen würde.

»Sind Sie ein Passagier?« fragte die Sekretärin.

»Ja«, sagte Mrs. Thompson.

»Was haben Sie für Beschwerden?«

»Ich habe Schmerzen in der Brust.«

»Der Arzt wird sich gleich um Sie kümmern«, sagte die Sekretärin. »Nehmen Sie bitte Platz.«

Mrs. Thompson setzte sich. Von ihrem Stuhl aus konnte sie quer durch den Anmelderaum bis hin zu dem Computerplatz hinter der Sekretärin sehen, und dahinter bis zu der kleinen Apotheke und dem Dispensarium der Erste-Hilfe-Station. Sie konnte drei von den sechs Schwestern sehen, die die Station rund um die Uhr besetzten. Es war jetzt zwei Uhr nach-

mittags, und die Station war relativ ruhig; zuvor war ein halbes Dutzend Leute dagewesen. Sie benötigten eine Gelbfieberimpfung, welche immer dienstags und samstags vormittags verabreicht wurde. Jetzt war der einzige weitere Patient, den sie sehen konnte, ein junger Flugzeugmechaniker, der sich in den Finger geschnitten hatte und die Wunde in dem Behandlungsraum am Ende des Korridors versorgen ließ.
Eine Schwester kam herüber, maß Blutdruck, Puls und Temperatur, dann schrieb sie die Werte auf ein Blatt Papier.
Die Tür zu dem Zimmer, neben welchem Mrs. Thompson saß, war verschlossen. Von innen hörte sie gedämpfte Stimmen. Nach mehreren Minuten kam eine Stewardeß heraus und schloß die Tür hinter sich. Die Stewardeß machte ihren nächsten Termin mit der Sekretärin aus und ging.
Die Sekretärin drehte sich zu Mrs. Thompson. »Sie können jetzt zum Doktor hinein«, sagte sie und führte Mrs. Thompson in den Raum, den die Stewardeß gerade verlassen hatte.
Er war hübsch eingerichtet, mit Vorhängen und Teppichboden. Es gab eine Untersuchungsliege und einen Stuhl; beide waren auf einen Monitor gerichtet. Unter dem Bildschirm war eine fernbediente Fernsehkamera. In einer anderen Ecke des Raumes war eine tragbare Kamera auf einem Rollstativ. In einer weiteren Ecke, nahe der Untersuchungsliege, war ein großes Regal, auf dem Meßgeräte und Skalen lagen.
»Das ist Dr. Murphy«, sagte die Sekretärin.
Eine Schwester kam anschließend ins Zimmer und führte Mrs. Thompson zum Stuhl. Mrs. Thompson sah unsicher auf all die Instrumente. Auf dem Bildschirm sah man Dr. Raymond Murphy, der sich über ein paar Papiere auf seinem Schreibtisch beugte.
Die Schwester sagte: »Dr. Murphy.«
Dr. Murphy sah auf. Die Kamera unter dem Bildschirm machte ein kratzendes Geräusch und schwang herum, um sich auf die Krankenschwester einzustellen.

»Ja?«
»Das ist Mrs. Thompson aus Los Angeles. Sie ist eine Passagierin, 56 Jahre alt, und sie hat Brustschmerzen. Ihr Blutdruck ist 120/80, ihr Puls 78 und ihre Körpertemperatur 38,5.«
Dr. Murphy nickte. »Guten Tag, Mrs. Thompson.«
Mrs. Thompson war etwas durcheinander. Sie wandte sich zu der Schwester. »Was soll ich tun?«
»Reden Sie einfach mit ihm. Er kann Sie durch die Kamera dort sehen und durch dieses Mikrophon hören.« Sie zeigte auf das Mikrophon, das an der Decke hing.
»Aber wo ist er?«
»Ich bin im Massachusetts General Hospital«, sagte Dr. Murphy. »Wann haben diese Schmerzen angefangen?«
»Heute, vor ungefähr zwei Stunden.«
»Während des Fluges?«
»Ja.«
»Was haben Sie getan, als es anfing?«
»Ich habe zu Mittag gegessen. Es hat seither nicht mehr aufgehört.«
»Können Sie mir den Schmerz beschreiben?«
»Er ist nicht sehr stark, aber stechend. In der linken Seite meiner Brust. Hier drüben«, sagte sie und zeigte darauf. Dann hielt sie inne und sah die Schwester fragend an.
»Ich verstehe«, sagte Dr. Murphy. »Wandert der Schmerz irgendwohin? Bewegt er sich?«
»Nein.«
»Haben Sie Schmerzen im Bauch, in den Zähnen oder in einem Ihrer Arme?«
»Nein.«
»Wird er durch irgend etwas schlimmer oder besser?«
»Es tut weh, wenn ich tief einatme.«
»Haben Sie das schon einmal gehabt?«
»Nein. Das ist das erste Mal.«

»Haben Sie jemals Probleme mit Ihrem Herz oder der Lunge gehabt?«

Sie verneinte. Die Befragung ging noch einige Minuten weiter, wobei Dr. Murphy feststellte, daß sie nicht die typischen Symptome einer Herzerkrankung hatte, daß sie eine Packung Zigaretten pro Tag rauchte und daß sie an einem chronischen, trockenen Husten litt.

Er sagte dann: »Würden Sie sich jetzt bitte auf die Couch dort setzen? Die Schwester wird Ihnen beim Auskleiden behilflich sein.«

Mrs. Thompson ging von dem Stuhl zur Couch. Die ferngesteuerte Kamera surrte mechanisch, als sie ihr folgte. Die Schwester half Mrs. Thompson beim Ausziehen. Dann sagte Dr. Murphy: »Könnten Sie mir zeigen, wo der Schmerz sitzt?«

Mrs. Thompson zeigte auf die untere linke Brustwand, ihre Finger beschrieben einen Bogen entlang der Rippen.

»Okay. Ich werde mir jetzt Ihre Lunge und Ihr Herz anhören.« Die Schwester ging zu der großen Instrumentenkonsole und fing an, Schalter zu kippen. Sie legte dann ein kleines, metallenes Stethoskop an Mrs. Thompsons Brust. Auf dem Bildschirm sah Mrs. Thompson, wie Dr. Murphy ein Stethoskop in seine Ohren steckte.

»Atmen Sie einfach ruhig mit offenem Mund weiter«, sagte Dr. Murphy.

Einige Minuten lang hörte er sich die Atemgeräusche an, wobei er der Schwester Zeichen gab, wo sie das Stethoskop hinbewegen sollte. Dann bat er Mrs. Thompson, immer wieder 99 zu sagen, während das Stethoskop bewegt wurde. Nach einer Weile richtete er seine Aufmerksamkeit auf das Herz.

»Jetzt legen Sie sich bitte auf die Couch«, sagte Dr. Murphy und machte Zeichen, daß das Stethoskop entfernt werden könne. Zur Schwester: »Stellen Sie die Kamera auf Mrs. Thompsons Gesicht ein. Benützen Sie das Teleobjektiv.«

»Ein Elfhunderter?« fragte die Schwester.
»Ein Elfhunderter wird genügen.«
Die Schwester rollte die ferngesteuerte Kamera aus der Ecke des Raumes und richte sie auf Mrs. Thompsons Gesicht. In der Zwischenzeit richtete Dr. Murphy seine Kamera auf ihren Bauch.
»Mrs. Thompson«, sagte Dr. Murphy, »ich werde Ihr Gesicht und Ihren Bauch beobachten, während die Schwester Sie abtastet. Liegen Sie ganz entspannt da.«
Dann dirigierte er die Schwester, die verschiedene Partien des Bauches untersuchte. Keine war druckschmerzhaft.
»Ich würde mir jetzt gerne Ihre Beine ansehen«, sagte Dr. Murphy. Mit Hilfe der Schwester untersuchte er sie auf Ödeme. Dann sah er sich die Halsvenen an.
»Mrs. Thompson, wir werden jetzt ein EKG machen.«
Die Ableitungen wurden an der Patientin angebracht. Auf dem Bildschirm sah sie, wie Dr. Murphy sich auf eine Seite drehte und auf einen dünnen Papierstreifen sah.
Die Schwester sagte: »Das EKG wird direkt zu ihm geleitet.«
»Ach herrje«, sagte Mrs. Thompson. »Wie weit weg ist er?«
»Vier Kilometer«, sagte Dr. Murphy, ohne von dem EKG aufzusehen.

Während der weiteren Untersuchung bereitete eine andere Schwester in einem Labor am Ende des Korridors Blut- und Urinproben von Mrs. Thompson vor. Sie legte ein Präparat unter ein Mikroskop, das an eine Maschine angeschlossen war. Wenn sie auf den Bildschirm sah, konnte sie das Bild sehen, das zu Dr. Murphy gesendet wurde. Sie konnte auch direkt mit ihm sprechen und das Präparat nach seinen Anweisungen hin- und herschieben.
Mrs. Thompson hatte 18 000 Leukozyten. Dr. Murphy konnte deutlich eine Vermehrung der verschiedenen weißen Blutkör-

perchen sehen. Er konnte außerdem sehen, daß der Urin klar und ohne Anzeichen einer Infektion war.
Wieder zurück im Untersuchungszimmer, sagte Dr. Murphy: »Mrs. Thompson, es sieht so aus, als hätten Sie eine Lungenentzündung. Es wäre besser, wenn Sie ins Krankenhaus kämen, damit wir eine Röntgenaufnahme und weitere Untersuchungen machen können. Ich werde Ihnen etwas geben, damit Sie sich etwas besser fühlen.«
Er wies die Schwester an, ein Rezept auszuschreiben. Sie brachte es dann zu dem Telexgerät über der Instrumentenkonsole. Mit dem Telexgerät des MGH unterzeichnete Dr. Murphy das Rezept.
Danach sagte Mrs. Thompson: »Mein Gott. Es wirkte ganz normal!«

Nachdem sie gegangen war, diskutierte Dr. Murphy ihren Fall und die Fernsehverbindung.
»Wir finden, daß das ein interessantes System ist«, sagte er, »und es hat ein großes Potential. Es ist interessant, daß Patienten es nicht schlecht aufnehmen. Mrs. Thompson war am Anfang noch etwas zögerlich, aber sie hat sich recht schnell an das System gewöhnt. Das hat einen Grund – über ein Fernsehsystem miteinander zu kommunizieren ist kaum anders als eine persönliche Befragung. Ich kann ihr Gesicht sehen und sie meines; wir können recht natürlich miteinander reden. Es stimmt zwar, daß wir schwarzweiß sind und nicht farbig, aber das ist nicht wichtig. Es ist nicht einmal für dermatologische Diagnosen wichtig. Man könnte annehmen, daß Farbe schrecklich wichtig ist, um einen Hautausschlag zu untersuchen, aber das trifft nicht zu. Die Geschichte, die der Patient erzählt, und die Verteilung der Läsionen auf dem Körper sowie ihre Form geben wichtige Hinweise. Wir hatten schon einige Erfolge bei der Schwarzweiß-Diagnose von Hautausschlägen, aber wir müssen das noch weiter überprüfen.

Das System, das wir hier haben, ist ziemlich raffiniert. Wir können verschiedene Körperpartien aus der Nähe betrachten, indem wir verschiedene Objektive und Belichtungen benützen. Wir können in den Hals schauen; wir können so nahe heran, daß wir eine Pupillenerweiterung untersuchen können. Wir können problemlos die Venen auf der Aderhaut erkennen. Es ist also für die meisten Dinge geeignet.
Es gibt natürlich ein paar Einschränkungen. Man muß der Schwester Anweisungen geben, damit sie tut, was man will. Es dauert ein wenig, den Patienten, die Kameras und das Licht zurechtzurücken, um eine gute Beobachtung zu ermöglichen. Und bei einigen Vorgängen, wie zum Beispiel beim Abtasten des Abdomens, muß man sich auf die Schwester verlassen können, obschon wir ja Muskelanspannungen und Gesichtsreaktionen auf Schmerz und ähnliches sehen können.
Wir behaupten nicht, daß es ein perfektes System ist. Aber es ist eine interessante Art, einen Arzt an einen Ort zu bringen, an dem er auf andere Weise nie sein könnte.«

Bostons Logan Airport ist der Flughafen mit dem achtgrößten Verkehrsaufkommen der Welt. Zusätzlich zu dem ständigen Strom von ankommenden und abreisenden Fluggästen gibt es mehr als 5000 Angestellte. Eine medizinische Versorgung für all diese Menschen zu gewährleisten, war jahrelang ein großes Problem. Diese Menschenmenge ist zu groß, um sie zu ignorieren, und zu klein, um einen Arzt ganztägig dort zu stationieren. Andererseits kann unmöglich ein Arzt zwischen dem Krankenhaus und dem Flughafen hin- und herfahren. Die beiden Institutionen sind zwar nur 4,5 Kilometer voneinander entfernt, aber der Flughafen ist aufgrund der Verkehrssituation während mehrerer Stunden am Tag fast unerreichbar.
Der Lösungsvorschlag von Dr. Kenneth T. Bird, dem Abteilungsleiter, war, während der Stoßzeiten einen Arzt auf dem

Flughafen zu stationieren und während der ruhigeren Zeiten die Fernsehverbindung für eine adäquate medizinische Versorgung zu installieren. Das System, das verwendet wird, heißt Telediagnose und ist eigentlich noch im Versuchsstadium. Es ist seit etwas mehr als einem Jahr in Betrieb. Zur Zeit werden acht bis zehn Patienten über den Fernseher befragt und untersucht.

Das Logan-TV-System ist wahrscheinlich das erste seiner Art in Amerika, aber Bird weigert sich, über die Vorrechte zu diskutieren. »Der erste, der es hatte«, sagt er, »war Tom Swift im Jahre 1914.«

Natürlich hat die Ausrüstung der Station etwas von einem Science-fiction-Film, denn außer dem Telediagnose-Gerät gibt es noch ein zeitsparendes Gerät, das an den Krankenhauscomputer angeschlossen ist. Unter anderem kann dieser Computer dazu verwendet werden, um eine vorläufige Anamnese zu erheben, um also als Arztersatz den Patienten über seine Symptome und ihre Art zu befragen. Ungefähr 15 Prozent der Patienten, die mit Hilfe des Telediagnose-Systems untersucht wurden, wurden über ihre Beschwerden befragt, bevor sie den Arzt zu Gesicht bekommen hatten. Wie das EKG kann die Anamnese direkt an den Arzt geschickt werden.

Von einer Maschine befragt zu werden, ist nicht so komisch, wie man es sich vorstellt. Es ist erstaunlich, wie auch bei der Fernsehverbindung, mit welcher Selbstverständlichkeit die Patienten es akzeptieren. Am häufigsten kamen von den Patienten Beschwerden, weil die Maschine zwischen den Fragen drei oder vier Sekunden Pause macht. Der Patient wird ungeduldig.

Um befragt zu werden, setzt man sich vor eine Teletextkonsole. Der Computer stellt Fragen, die ausgedruckt werden, und der Patient tippt seine Antworten ein. Wann immer der Computer ein »Ja« auf eine Frage bekommt, folgen weitere Fragen zu dem jeweiligen Thema. Wenn er ein »Nein« bekommt, geht er zum nächsten Punkt über. Am Ende der Befragung schreibt der Computer eine Zusammenfassung der Anamnese. Im Gegensatz zu den Fragen ist die Zusammenfassung in medizinischer Fachterminologie geschrieben. Der ganze Prozeß dauert ungefähr eine halbe Stunde.

Das Resultat von solch einem Interview ist nachfolgend abgedruckt. Der Computer bekam dieselben Beschwerden wie die von Mrs. Thompson beschrieben: Brustschmerzen. In einem Versuch, das Gerät zu verwirren, wurden ihm zunächst ein paar falsche, suggestive Informationen gegeben, wie zum Beispiel, daß es eine familiäre Belastung mit Herz-Kreislauf-Erkrankungen gab und daß die Patientin Digitalis einnahm. Auf spätere Fragen hin bekam das Gerät dann jedoch eine genaue Beschreibung der Art von Brustschmerzen, wie sie Medizinstudenten sehr häufig haben – von psychogenem oder muskulärem Ursprung.

Ein paar der Fragen und Antworten sahen folgendermaßen aus:

68 HAT SICH IHRE STIMME IM VERGANGENEN JAHR VERÄNDERT (HEISER, KRATZIG ODER KRÄCHZEND GEWORDEN)?

*9 NEIN

69 HABEN SIE HUSTEN?

*8 JA

70 SEIT WANN HABEN SIE DIESEN HUSTEN?
 1. SEIT EIN PAAR TAGEN
 2. SEIT EIN PAAR WOCHEN
 3. SEIT MEHREREN MONATEN
 4. SEIT EIN PAAR JAHREN

*3

67 HABEN SIE DIESEN HUSTEN JEDEN TAG?

*8 JA

71 SPUCKEN SIE MANCHMAL SPUTUM, SCHLEIM ODER ÄHNLICHES?

*9 NEIN

74 HABEN SIE JEMALS BLUT GEHUSTET?

*9 NEIN

Als Resultat von diesen und anderen Fragen gab der Computer die folgende Zusammenfassung:

ANAMNESE–ZUSAMMENFASSUNG

DATUM: 27.5.1969

NAME: MICHAEL CRICHTON
STATION: DEMO

ALTER: 26
GESCHLECHT: MÄNNLICH

JETZIGE BESCHWERDEN: BRUSTSCHMERZEN

HAUSARZT: KEINER

BERUF: MEDIZINSTUDENT

MEDIKAMENTE: DIGITALIS

MEDIKAMENTEN-NEBENWIRKUNGEN: PAN ALBA

KRANKENHAUSAUFENTHALTE: KEINE

FAMILIÄRE BELASTUNGEN: HERZINFARKT, HYPERTONIE.

SOZIALANAMNESE:
PAT. IST VERHEIRATET, HAT KEINE KINDER. COLLEGE-

ABSCHLUSS. ZUR ZEIT STUDENT, ARBEITET 50–60 STUNDEN DIE WOCHE. HAT 5–10 JAHRE LANG GERAUCHT, 1 PACKUNG/TAG. AUSLANDSREISEN IN DEN VERGANGENEN 10 JAHREN.

ALTANAMNESE:

BISHERIGE KRANKHEITEN

KEIN BEMERKENSWERTER GEWICHTSVERLUST IM VERGANGENEN JAHR. SCHLÄFT 6–8 STUNDEN/NACHT KOPFVERLETZUNGEN: KEINE IN DEN VERGANGENEN 5 JAHREN. AUGENSYMPTOME : KEINE. WURDE VOM UNTERSUCHENDEN UNTERRICHTET, DASS KEINE AUGENERKRANKUNG VORLIEGT. KEIN TINNITUS. KEIN NASENBLUTEN; ERZÄHLT VON NEBENHÖHLENAFFEKTIONEN. VERNEINT VERÄNDERUNGEN IN DER STIMME.

RESPIRATIONSTRAKT
PAT. BERICHTET ÜBER SEIT MEHREREN MONATEN BESTEHENDEN HUSTEN, DER TÄGLICH AUFTRITT. VERNEINT AUSWURF, VERNEINT HÄMOPTYSEN. LEIDET NICHT UNTER ATEMNOT. LITT FRÜHER UNTER HEUSCHNUPFEN. KEIN WISSENTLICHER KONTAKT MIT TUBERKOLOSE. LETZTE THORAX-RÖNTGENAUFNAHME VOR 2 JAHREN.

KARDIOVASKULÄR
PAT. BERICHTET VON BRUSTSCHMERZ, DER WENIGER ALS EINMAL MONATLICH »BEIDSEITIG« AUFTRITT UND WEDER IN DIE ARME NOCH IN DEN HALS AUSSTRAHLT. DER SCHMERZ WIRD NICHT DURCH TIEFES EINATMEN, ESSEN, PHYSISCHEN ODER PSYCHISCHEN STRESS BEEINFLUSST. KEIN NACHLASSEN IN RUHE. PAT. LEIDET SELTEN UNTER PALPITATIONEN. VERNEINT ORTHOPNOE. VERNEINT FUSSÖDEME, VERNEINT BEINSCHMERZEN, VERNEINT VARIKOSIS, VER-

NEINT PERIPHERE KÄLTEREAKTIONEN. HERZMEDIKATION: KEINE. DEM PAT. WURDE VOM ARZT MITGETEILT, DASS KEINE KARDIALE ERKRANKUNG VORLIEGT. KEIN EKG IN DEN VERGANGENEN 2 JAHREN:

Das ist nur die Hälfte des Berichts. Die Analyse des Gastrointestinaltrakts, des Skelettsystems, des Urogenitaltrakts, des Blut- und Hormonsystems, der Haut und des Nervensystems folgten.
Dieses spezielle Computerprogramm stellt keine Diagnosen; es summiert lediglich die Antworten auf die Fragen, und es überprüft sich nicht selbst. So war es möglich, daß dem Computer mitgeteilt wurde, daß der Patient Digitalis nimmt, und er später dennoch die nicht dazu passende Aussage akzeptiert hat, daß der Patient keine Herzmedikamente einnimmt.
Dieses Programm, das im MGH entwickelt wurde, ist ein eher einfaches Beispiel für die Möglichkeiten, wie Computer zur Zeit und ganz sicher in Zukunft eingesetzt werden können. Aber es ist das simpelste von den Anamneseprogrammen, die zur Zeit erhältlich sind; es gibt schon wesentlich kompliziertere.

Als Mrs. Thompson in der Notaufnahme des MGH ankam, wo sie schon erwartet wurde, wurde sie als erstes in die Röntgenabteilung gebracht. Auf dem Weg dorthin kam sie an einer Tür in der Nähe der Aufnahmestation vorbei, die nicht bezeichnet und numeriert war. Über der Tür hing ein beleuchtetes Schild, auf dem scheinbar widersinnig »Auf Sendung« stand.
Dr. Murphy war hinter dieser Tür. Er saß in einer Ecke eines kleinen Raumes, umgeben von Geräten. Direkt vor ihm stand eine Kamera und ein großer Bildschirm, auf dem er sich die Patienten des Logan Airports ansah. Auf seinem Tisch waren zwei weitere Bildschirme installiert: einer war ein kleiner Monitor, der das Bild des großen noch einmal wiedergab, und der

zweite war ein Monitor, der ihm sein eigenes Bild zeigte, wie es bei dem Patienten ankam. Dieser zweite Monitor erlaubte es ihm, seine Gesichtsregungen, die Raumbeleuchtung und so weiter zu kontrollieren.

Zu seiner Rechten war eine Konsole mit Knöpfen, von der aus die verschiedenen Kameras ferngesteuert wurden – zwei im Untersuchungszimmer und eine im Labor. Die Kamera im Untersuchungsraum wird mit einem Joystick bedient; wenn man den Stick nach rechts oder links, oben oder unten schiebt, bewegt sich die Kamera dementsprechend. Zusätzlich gibt es Knöpfe für die Scharfeinstellung und die Entfernung.

Bevor er hinausging, um sich Mrs. Thompson anzusehen, fuhr Dr. Murphy noch mit einem Test fort, mit dem er die Möglichkeiten des Telediagnose-Systems überprüfen wollte: Er begutachtete 120 Röntgenaufnahmen, die für ihn am Flughafen gemacht worden waren. Er plante, diese später noch einmal persönlich anzuschauen, um die Genauigkeit und die Kontinuität seiner Diagnosen zu vergleichen.

Die Schwester am Flughafen brachte das nächste Röntgenbild. »Was ist das jetzt?«

»J 19«, sagte die Schwester, die den Code ablas.

»Okay.« Er bewegte den Joystick und berührte die Knöpfe. Die Kamera fuhr über das Röntgenbild, untersuchte die Rippen, dann die Lungenflügel. »Warten Sie mal.« Er fuhr die Kamera näher heran, um sich den rechten Oberlappen genauer anzusehen; er sah auf den kleinen Monitor, weil dort die Auflösung besser war; wenn er nach oben auf den großen Bildschirm sah, bekam er eine vergrößerte Ansicht. »Nein. Das heißt, beim zweiten Blick ...« Er fuhr zurück, um noch einmal einen Überblick zu bekommen. Er zoomte sich einen anderen Teil des Oberlappens heran. »Sieht aus wie eine kleine Kaverne dort ...« Er fuhr zurück und betätigte die Knöpfe. Er drehte den Joystick, suchte den Rest der Lungenfelder ab, wobei er ab und zu stehenblieb,

um sich verdächtigte Areale näher anzusehen. »Sonst nichts Besonderes ...« Er fuhr wieder an den rechten Oberlappen heran. »Ja, da ist eine Kaverne. Ich würde es als mäßig fortgeschrittene Tuberkulose bezeichnen. Das nächste bitte.«
Er arbeitete mit beachtlicher Geschwindigkeit. »Mit der Zeit wird man richtig gut«, sagte er. »Zuerst bewegt man sich etwas ungelenk, aber je mehr man sich daran gewöhnt, desto schneller wird man.«
Die durchschnittliche Zeit für ein Patienteninterview und eine Untersuchung mittels Telediagnose liegt jetzt bei 12 Minuten, weniger als die Hälfte von dem, was man vor einem Jahr benötigte.
»Was ich jetzt mache«, sagte er, »ist wirklich nur ein Test unserer Fähigkeiten. Es hat keinen umsetzbaren praktischen Wert, weil wir in Logan keine Röntgenaufnahmen machen können – das ist einer der Hauptgründe, warum wir Mrs. Thompson ins Krankenhaus geholt haben. Aber es ist wichtig zu wissen, daß man ein Röntgenbild auf die Entfernung akkurat beurteilen kann. Unser Eindruck ist, daß man sie auf dem Bildschirm genauso gut beurteilen kann wie in persona.«
»J 20«, sagte die Schwester und hängte ein weiteres Bild auf. Murphy ließ die Kamera darüberstreifen. »Ah. Was ist das? Sieht aus wie eine Rippenfraktur ...«

Man könnte behaupten, daß die Technologie in den vergangenen zwanzig Jahren dieses Krankenhaus bestimmt hat, es zu dem gemacht hat, was es heute ist. Das heißt, als eine Reihe von teuren, komplizierten therapeutischen und diagnostischen Geräten auf den Markt kamen, übernahm das Krankenhaus die Rolle einer Zentrale für solche Geräte. Das war unvermeidlich: Privatpraxen oder selbst große Praxisgemeinschaften konnten es sich nicht leisten, solche Geräte zu kaufen, sie zu unterhalten und das Personal zu bezahlen, das sie bedienen konnte. Nur das

Krankenhaus konnte das tun. Es war die einzige existierende Einrichtung, die möglicherweise die Kosten verkraften konnte. Andere mögliche Einrichtungen wie Pflegeheime waren gänzlich ungeeignet.

Da das Krankenhaus auf die akute Behandlung schwerkranker Patienten hin orientiert war, war die Technologie äußerst hilfreich. Geräte für das Monitoring und den Lebenserhalt sind gute Beispiele dafür. Die Technologie bestärkte also nur noch einen schon bestehenden Trend.

Inzwischen ist es jedoch die Gesellschaft, die Druck auf das Krankenhaus ausübt, und zwar in einer Art und Weise, daß die Bedeutung der Technologie im Krankenhaus sich ändert. C. P. Snow sagte: »Wir haben es zugelassen, daß die Technologie uns beherrscht, als ob wir keine Urteilsfähigkeit besäßen.« Aber solch eine Urteilsfähigkeit ist jetzt notwendig, und wahrscheinlich wird es in den kommenden zwanzig Jahren das Krankenhaus sein, das die Technologie beherrscht. Das heißt, es wird einen Bedarf an neuen Apparaturen schaffen – und in gewisser Weise wird es die neue Technologie selbst produzieren.

Damit weitet das Krankenhaus seinen neuesten und eindrucksvollsten Trend aus: Innovationen zu fördern, die später von anderen, nichtakademischen Institutionen übernommen werden. Das absurde Resultat einer solchen Entwicklung wäre, daß das Krankenhaus auf direktem, persönlichem Weg die Diagnose und Therapie eines Patienten leitet, der niemals selber in das Krankenhaus kommt. So absurd das auch klingt, für viele Patienten, die am Logan Airport behandelt werden, trifft das heute schon zu. In der Zukunft wird das noch öfter geschehen, auf andere Weise.

Von dem beinahe grenzenlosen Spektrum möglicher technologischer Entwicklungen können wir uns hierbei auf zwei Gebiete konzentrieren, die schon unmittelbar auf dem Vormarsch sind: das Fernsehen und Computer. Man müßte sagen, daß sie schon lange auf dem Vormarsch sind; vor etwa zehn Jahren hörte man, daß Computer die Medizin revolutionieren würden, und man hört es heute noch genauso. Es ist ganz offensichtlich noch nicht eingetreten. In der Tat haben weder Fernseher noch Computer bisher die routinemäßigen Tätigkeiten des Krankenhauses verändert. Das Fernsehen wird manchmal für Lehrzwecke benützt; einen bescheidenen Beitrag leistet es beim Übersenden von Blutbildern und anderen Dingen; es wird in einigen Bereichen der Radiologie verwendet, als Bildverstärker. Computer bleiben in der Hauptsache ein Spielzeug für die Forscher. Am MGH gibt es jetzt ein Computerprogramm, das dabei hilft, das Labor für klinische Chemie zu führen, und einen Computer, der Rechnungen schreiben und Patientendaten verwalten hilft, aber Computer und Fernsehen als direkte Hilfsmittel in der Patientenversorgung sind bisher nicht auf dem Markt.

Im Gegensatz dazu verwendet das Telediagnose-System am Logan Airport Computer und Fernsehen in direkter Verbindung mit dem Patienten. Das System ist teuer und in gewisser Weise primitiv. Es beschränkt sich zudem bisher hauptsächlich auf die Diagnosestellung; die Therapie, die Schritte, die nach der Diagnose folgen, werden weiterhin von Ärzten, Schwestern oder dem Patienten selbst durchgeführt. Es gibt keine Maschinen für diese Dinge, außer man dehnt den Begriff etwas aus und schließt Dialysemaschinen, Trainingsmaschinen und ähnliches mit ein.

Im allgemeinen erscheint einem eine Automation in der Diagnosestellung wesentlich natürlicher als eine Automation in der Therapie – und es wird von den Ärzten wesentlich leichter akzeptiert. Sehen wir uns also zunächst die Automation in der Diagnosestellung an.

Das erste und beeindruckendste Merkmal des Systems am Logan Airport ist, daß eine Diagnose auf die Ferne gestellt werden kann. Das Stethoskop des Arztes ist drei Meilen lang. Aber so seltsam es klingt, die Ferndiagnose ist schon sehr alt, und sie hat einige komische Aspekte. Um 900 n. Chr. zum Beispiel kam die Praxis der Uroskopie, oder des »Wasserabdrucks«, in Mode. Man meinte, daß eine unbegrenzte Menge an Informationen aus der Begutachtung des Urins gewonnen werden könnte. Der Urin eines kranken Mannes wurde oft viele Kilometer weit verschickt, um von einem prominenten Arzt untersucht zu werden. David Riesman zitiert eine typische mittelalterliche Interpretation von Urin:

> Der Urin ist blaßrosa, oben dick, unten dünn, und wird zur Oberfläche hin leicht grau oder dunkel. Die Grauheit und Dunkelheit wird durch Überhitzung der Stoffe erzeugt. Die Symptome sind folgende: Schmerzen im Kopf, vor allem an den Schläfen, saurer Atem, Schmerzen im Rücken von der Galle, die in die Lenden und Nieren absteigt, mit Krämpfen an jedem Tag oder jedem zweiten Tag, meistens nach dem Essen.

In der mittelalterlichen Literatur gibt es zahlreiche Diskussionen über die Gefahren für den Arzt bei der Uroskopie; selbst in jenen Tagen barg die Ferndiagnose ihre Risiken. Der spanische Arzt Arnold von Villanova, der im 13. Jahrhundert lebte, schrieb:

> Wenn wir Urin betrachten, müssen wir zunächst Vorsorge treffen, um uns gegen Menschen zu schützen, die uns täuschen wollen. Das erste sollte sein, herauszufinden, ob es sich um Urin vom Menschen, von einem Tier oder um eine andere Flüssigkeit handelt.
> Zweitens sollte man darauf achten, wer einem den Urin bringt. Man muß ihn scharf ansehen, und die Augen gerade auf ihn oder sein Gesicht gerichtet lassen; und wenn er einen täuschen will, dann wird er anfangen zu lachen, oder die

Farbe seines Gesichtes wird sich ändern, und dann muß man ihn für immer verfluchen, bis in alle Ewigkeit.

Auch die dritte Vorsichtsmaßnahme gilt demjenigen, der den Urin bringt, ob Mann oder Frau, denn man muß schauen, ob er oder sie blaß ist, und, nachdem man sichergestellt hat, daß dies der Urin dieses Menschen ist, sagen: ›In der Tat, dieser Urin paßt zu Ihnen‹, und über die Bleichheit reden, weil man dann sofort alles über seine Krankheit hören wird ...

Die vierte Vorsichtsmaßnahme gilt dem Geschlecht. Eine alte Frau möchte die Meinung des Arztes hören. Man fragt, wessen Urin dies ist, und die alte Frau wird sagen: ›Wissen Sie es nicht?‹ Dann muß man sie selbstsicher aus dem Augenwinkel ansehen und fragen: ›Welcher Ihrer Verwandten ist es?‹ Und wenn sie kein allzugroßer Gauner ist, wird sie sagen, daß der Patient ein männlicher oder weiblicher Verwandter ist, oder etwas, von dem man das Geschlecht ableiten kann ... oder man fragt, was der Patient gemacht hat, als er gesund war, und von der Tätigkeit des Patienten her kann man erkennen oder ableiten, von welchem Geschlecht er ist ...

Die Liste geht noch weiter bis zur neunzehnten Vorsichtsmaßnahme, alle dazu gedacht, den Arzt in die Lage zu versetzen, Informationen aus der Person herauszubekommen, die den Urin bringt, und Täuschungen zuvorzukommen. Arnold war allerdings auch nicht gegen jede Täuschung gewappnet:

> Manchmal findet man gar nichts über den Fall heraus. Dann sage man, er habe eine Obstruktion der Leber, und man sage vor allem dieses Wort, Obstruktion, weil sie nicht verstehen, was es bedeutet, und es ist sehr hilfreich, wenn ein Begriff von den Leuten nicht verstanden wird.

Das moderne Gegenbeispiel zu diesem mittelalterlichen Ratespiel an Hand des Urins ist das Telefongespräch zwischen Arzt und Patient. Noch Jahre, nachdem das Telefon eingeführt wurde, machten Ärzte keine Telefondiagnosen, und sie sträuben sich auch heute noch dagegen. Aber jeder praktische Arzt verbringt heute einen großen Teil seiner Zeit damit, mit seinen Patienten zu telefonieren, und er muß am Telefon eine große Anzahl von Entscheidungen treffen, von denen manche recht schwierig sind.

Eine Fernsehanlage ist zwar nicht ideal für die körperliche Untersuchung, aber sie ist dem Telefon weit überlegen, und in vielen Fällen ist sie erstaunlich genau. Das soll nicht heißen, daß die Patienten in der Zukunft alle von einer Fernsehanlage untersucht werden, ohne daß Arzt oder Patient das Haus verlassen. Aber es bedeutet, daß das Fernsehen wahrscheinlich bei bestimmten, ganz speziellen Anwendungen zum Einsatz kommen wird. Eine von diesen Anwendungsmöglichkeiten zeigt das Beispiel Logan Airport – auch in Zeiten niedriger Patientenzahlen die Station mit einem Arzt zu versorgen. Eine weitere Verwendungsart, die sich anbietet, ist die Konsultation von Spezialisten. Eine Klinik oder eine Praxis, die einen Neurologen nur wenige Male im Jahr benötigt, kann sich nicht leisten, einen anzustellen. Man würde auch keinen finden, selbst wenn man ihn sich leisten könnte. Das Fernsehen ist perfekt geeignet für solch einen Konsiliardienst.

Auf der anderen Seite kann man durch ein System wie das am Logan Airport eine routinemäßige körperliche Untersuchung machen, aber mehr auch nicht – und es gibt Hinweise, daß die Technologie den ganzen Prozeß der körperlichen Untersuchung grundlegend verändern wird. Der geschichtliche Trend ist klar.

Man betrachte nur einmal die Neuerungen im Bereich der physikalischen diagnostischen Hilfsmittel. Im 19. Jahrhundert gab es drei von großer Wichtigkeit – das Stethoskop, die Blutdruckmanschette und das Thermometer. All diese Geräte dienen dazu, Werte präzise zu messen, die auf anderem Weg nur ungenau bestimmt werden können. Das Thermometer ist genauer als die Hand an der Stirn; das Stethoskop ist besser als das Ohr am Brustkorb*; und die Blutdruckmanschette ist besser als ein Finger, der die Arterie komprimiert, um ihren Druck zu untersuchen.

Die ersten beiden Neuentwicklungen des 20. Jahrhunderts unterschieden sich diesbezüglich von den bisherigen: das Röntgen und die Elektrokardiographie brachten neue Informationen, die man durch die körperliche Untersuchung nicht gewinnen konnte. Wie sehr man einen Patienten auch drückte und berührte, über die elektrischen Ströme in seinem Herzen bekam man so nichts heraus. Man kann diese Informationen von anderen Befunden her ableiten, aber man kann sie nicht direkt gewinnen. In ähnlicher Weise eröffnen Röntgenstrahlen eine neue Perspektive, mit der man neue Informationen erhält.

Zur Zeit werden einige Untersuchungsmethoden getestet. Darunter ist die Thermographie, das Ultraviolettlicht, der Ultraschall sowie die Einteilung der Haut in elektrische Felder. Wenn man einmal die Thermographie ausnimmt, kann der Arzt durch all diese Methoden »neue« Einblicke in den Patienten gewinnen. Anfänglich ging die Entwicklung also zu Methoden hin, die es möglich machten, genauere Meßdaten vom Patienten zu erhalten und später neue Wege für diese Messungen zu entwickeln. Der erste Ansatz war, neue Meßmethoden zu finden und neue Einblicke zu gewinnen. Ein zweiter Ansatz, der jetzt noch in

---

* Bei dieser Argumentation ignoriere ich geflissentlich den Fakt, daß durch das Stethoskop eigentlich erst die Auskultation als sinnvolle Untersuchungsmethode eingeführt wurde. In Wirklichkeit preßte man sein Ohr selten auf den Brustkorb, bevor Laënnec das Stethoskop erfunden und die Auskultation beschrieben hatte.

seinen Kinderschuhen steckt, betrifft die Übertragung alter Informationen in neue Formen. Der Computer wird dabei auf verschiedene Weise hilfreich sein, indem er das produziert, was man als »abgeleitete Informationen« bezeichnet.

In einfacher Form wird das schon getan. Der menschliche Computer* und das Elektrokardiogramm sind Beispiele dafür. Das Elektrokardiogramm mißt elektrische Ströme im Herzmuskel – Ströme, durch die das Herz sich zusammenzieht und schlägt. Wenn ein Internist sich ein Elektrokardiogramm ansieht, will er oft spezielle elektrische Informationen haben. Er möchte wissen, wie Frequenz und Rhythmus aussehen, wie die Erregungen weitergeleitet werden und so weiter. Manchmal will er auch nicht-elektrische Informationen. Er könnte zum Beispiel wissen wollen, wie dick die Herzwand ist. In diesem Fall leitet er die Information von der elektrischen Information ab.

Aber es gibt komplexere Formen abgeleiteter Information. Ein Internist, der einen Patienten mit einer Herzerkrankung untersucht, interessiert sich vielleicht für das Herzzeitvolumen – wieviel Blut genau das Herz pro Minute pumpt. Das ist das Produkt aus der Herzfrequenz (leicht zu bestimmen) und dem Blutvolumen, das pro Herzschlag ausgeschüttet wird (sehr schwer zu bestimmen). Weil das Herzzeitvolumen schwer zu berechnen ist, wird es nicht oft für Diagnose und Therapie verwendet. Aber wenn ein Computer die Herzfrequenz und die Form der arteriellen Pulswelle mißt (beides sehr einfach), dann kann er daraus das Herzzeitvolumen bestimmen, und wenn es nötig ist, kann er diese Berechnungen kontinuierlich über mehrere Tage hinweg machen. Wenn ein Arzt wissen muß, wie groß das Herzzeitvolumen ist, kann er diese Information bekommen. Er kann sie so lange haben, wie der Patient an den Computer angeschlossen ist.

---

* Definiert als der einzige Computer, der durch Unerfahrene hergestellt werden kann.

Braucht der Internist denn das Herzzeitvolumen wirklich? Momentan kann man das noch nicht genau sagen. Jahrhundertelang mußten Ärzte sich mit anderen Informationen zufriedengeben. Es gibt allerdings Grund zu der Annahme, daß das Herzzeitvolumen einmal in verschiedener Hinsicht nützlich sein wird, so wie es auch andere abgeleitete Informationen sein werden.

Eine interessante technologische Anwendung betrifft die Kehrseite der Medaille: zu bestimmen, was für Informationen der Arzt schon hat, aber gar nicht braucht. Das soll nicht heißen, daß die Informationen ungenau sind, sondern lediglich, daß sie keine diagnostische Bedeutung haben und deshalb nicht erhoben werden müssen. Zur Zeit versucht der Arzt natürlich zu vermeiden, nutzlose Informationen zu erhalten, aber unter manchen Umständen kann er das nicht so gut durchführen wie ein Computer. Die Multivariatanalyse ist ein Beispiel dafür. Ein Beobachter bemerkt: »Bei der Geschwindigkeit, Genauigkeit und Fähigkeit, verschiedene Variablen zu korrelieren und Störgrößen zu bestimmen, mit allen möglichen Ergebnissen und Behandlungskonsequenzen, sind dem menschlichen Gehirn Grenzen gesetzt.« Auch der Computer hat seine Grenzen. Praktisch gesehen gibt es viele Grenzen. Aber was die rein mathematische Fähigkeit betrifft, ist das menschliche Gehirn bei der multivariaten Analyse dem Computer weit unterlegen.

Das ist eine lebenswichtige Funktion für die Diagnosestellung. Sie bezieht sich auf die Fähigkeit, eine große Ansammlung von Fakten zu betrachten und einen Patienten auf der Basis dieser Fakten dem Wahrscheinlichkeitsprinzip folgend der einen oder anderen diagnostischen Kategorie zuzuordnen. Schauen wir uns einmal eine einfache Kombination von Kategorien an: Appendizitis – Keine Appendizitis. (Das ist eine Vereinfachung eines Problems, das sich in der Praxis wesentlich schwieriger in entsprechende Diagnosekategorien einteilen läßt, aber es wird genügen, um das Prinzip zu erklären.) Nehmen wir einmal an, daß ein Chirurg, der einen Patienten mit Schmerzen auf der rechten Seite untersucht, nur diese Entscheidung treffen muß. Wie macht er das? Keine einzelne Information gibt ihm die Antwort (außer vielleicht die Tatsache, daß der Blinddarm schon entfernt worden ist). Ganz sicher werden es ihm routinemäßig erhobene Daten wie Geschlecht, Alter, weiße Blutzellen, Körpertemperatur, Dauer des Schmerzes in Stunden nicht sagen. Aber alles zusammen betrachtet erlaubt ihm, zu einer Entscheidung zu kommen.

Das ist uns allen gut bekannt. Aber entscheidend ist, daß es eben nicht sehr genau ist. Man kann anhand von diskriminierenden Programmen eine Gewichtung der Variablen – Alter, Geschlecht, Zahl der weißen Blutzellen – vornehmen, die auf den Erfahrungen basiert, wie wichtig die einzelnen Parameter in der Vergangenheit gewesen sind. Diese diskriminierenden Programme erfüllen demnach zwei Aufgaben. Erstens können sie Diagnosen stellen und den Chirurgen in seinem weiteren Vorgehen beraten.* Zweitens können sie bestimmen, welche Variablen für die Diagnosestellung die größte Bedeutung haben und welche für den größten Teil der Streuung verantwortlich sind. Das kann manchmal zu überraschenden Ergebnissen führen. Zum Beispiel zeigte eine Studie über Frauen, die sich gynäkologischen Operationen unterzogen, daß das Alter für die Diagnosestellung sehr wichtig war und daß das Aufzeichnen der letzten Monatsblutung, des Ergebnisses des Abstrichs, des präoperativen Hämoglobins und des Urinsediments weniger wichtig war, um die Diagnose zu stellen.

---

* Verschiedene Diagnoseprogramme sind erstellt worden und erwiesen sich als ebenso genau wie die Chirurgen, obwohl die Interpretation dadurch erschwert wird, daß diese Programme mit Daten von früher diagnostizierten Patienten erstellt wurden.

Diese Anwendungsbereiche des Computers sind dafür gedacht, eine diagnostische Hilfestellung für den Arzt zu leisten, aber sie sollen den Arzt nicht ersetzen. Man sagt zum Beispiel: »Selbst wenn Computer so programmiert werden können, daß sie Diagnosen stellen können, ist ein Arzt nötig, um die körperliche Untersuchung durchzuführen, und man braucht den persönlichen Kontakt zwischen Arzt und Patient, um die Informationen zu bekommen, die man für den Erkennungsprozeß benötigt.«
So oder so entspricht das nicht ganz der Wahrheit. Die Erhebung der Krankengeschichte, ein Hoheitsgebiet des Arztes und ein Grundpfeiler für seine »Kunst«, ist zum Teil durchaus für die Automation zugänglich. Die Krankenstation am Logan Airport verwendet ein einfaches Programm, das nicht so sehr einer Konversation mit einem Computer, sondern eher einem Quiz entspricht. Aber es gibt anspruchsvollere Programme, und es werden noch bessere entwickelt.

Vor einigen Jahren hat Joseph Weizenbaum vom MIT (Massachusetts Institute of Technology) ein Programm für die Führung von psychiatrischen Gesprächen gestaltet. Obwohl das Programm in mancher Hinsicht als ein »Trick« angesehen werden kann, kommt es doch zu eindrucksvollen Ergebnissen. Dr. Andrew T. Weil hat einen Dialog zwischen einem Computer und einem menschlichen Psychiater wie folgt wiedergegeben (der Computer schreibt in Großbuchstaben, Menschen in kleinen):

herr doktor, ich habe schreckliche neuigkeiten

SIE SAGEN, SIE HABEN SCHRECKLICHE NEUIGKEITEN

ja, es gibt ein computerprogramm im m.i.t., das uns ruinieren wird

WARUM SAGEN SIE DAS

ich habe es in betrieb gesehen

SIE HABEN ES ALSO IN BETRIEB GESEHEN

es ist beängstigend — sie müssen es sehen

SIE MEINEN, ICH MÜSSTE ES SEHEN

sie klingen deprimiert

IN IHRER FANTASIE KLINGEN WIR VIELLEICHT ALLE DEPRIMIERT

ja – vielleicht

ICH VERSTEHE

ich auch

SIE SAGEN, SIE AUCH

wir sind beide im selben boot, was den computer betrifft

REDEN WIR LIEBER WEITER ÜBER SIE

sie beruhigen mich

WARUM MEINEN SIE, DASS ICH SIE BERUHIGE

weil sie in so einer zeit über mich reden wollen

WARUM MEINEN SIE, WILL ICH ÜBER SIE REDEN

weil sie meine gefühle für diesen verdammten computer teilen

WIE KOMMEN SIE DARAUF

weil sie computer natürlich auch hassen

SIE MEINEN, DASS ICH COMPUTER AUCH HASSE

warum nicht, sie sind schließlich keine menschen, oder

VIELLEICHT IST ES DAS, WAS WIR HIER HERAUSFINDEN WOLLEN

kein computer könnte zum beispiel so ein gespräch führen, wie sie es tun

OH

ich kann nicht verstehen, wie irgend jemand sich von einer maschine an der nase herumführen lassen kann

KÖNNEN SIE DAS WIRKLICH NICHT

nein, schließlich gibt es nichts kreatives an einem computerprogramm

SIE SIND NEGATIV

ich bin überzeugt, daß ich recht habe

MACHT ES IHNEN KUMMER, DASS SIE ÜBERZEUGT SIND, RECHT ZU HABEN

nein, nicht im geringsten. überhaupt nicht. nicht ein klitzekleines bißchen

SIE SIND NEGATIV

sie sagten, sie seien meiner meinung, nicht wahr

HABEN SIE GEHÖRT, DASS ICH DAS GESAGT HABE

warum versuchen sie nicht, mich vom gegenteil zu überzeugen — computer spielen nur mit zahlen herum, das ist alles

SIE WOLLEN, DASS ICH SIE VOM GEGENTEIL ÜBERZEUGE

das können sie nicht

SIE MEINEN, DASS ICH DAS NICHT KANN

zum beispiel könnte ein computer bei einer konversation wie dieser ein neues thema beginnen

SIE SCHEINEN ES VERMIEDEN ZU HABEN, IN IRGENDEINER FORM VON IHREN ELTERN ZU SPRECHEN

genau wie sie

SIE MEINEN, GENAU WIE ICH

ja, und das zeigt auch den unterschied zwischen menschen und computern

ICH VERSTEHE

Diese Dialogart läßt erahnen, wie Computer in Zukunft genutzt werden können. Und da das Krankenhaus immer mehr Aufgaben übernimmt, wird das zunehmend wichtiger werden. Jerome Grossman von der wissenschaftlichen Computerabteilung des MGH sagt: »Ein großer Teil der Anamneseerhebung zielt darauf ab, herauszufinden, wie krank ein Mensch wirklich ist. Die wichtigste Frage ist immer, ob ein Patient überhaupt einen Arzt braucht. Das ist die größte Entscheidung, die Ärzte jetzt am Telefon treffen müssen – bei dem Gespräch mit den Patienten versuchen sie herauszukriegen, ob sie so krank sind, daß sie gleich untersucht werden müssen, ober ob noch Zeit ist. Die Patienten wollen dasselbe wissen, also verbringen sie die ganze Nacht oder das ganze Wochenende damit, den Arzt zu erwischen, der keinen Dienst hat, außerhalb der Stadt ist oder sonst etwas ...

In naher Zukunft, wenn Heimcomputer und Fernseher für jeden verfügbar sein werden, wird man in der Lage sein, sich direkt an den Computer des Krankenhauses anzuschließen, ohne das Haus zu verlassen. Der Computer wird Fragen auf den Bildschirm senden, wie ›Haben Sie Husten?‹, und man wird antworten, indem man den Bildschirm an der richtigen Stelle berührt. Wir haben gerade einen solchen Bildschirm entwickelt. Er braucht keine speziellen Geräte, Stifte oder sonst etwas, nur den Finger. Man berührt den Bildschirm, und die Information wird aufgezeichnet. Schließlich wird der Computer Anweisungen übersenden, wie ›Kommen Sie sofort ins Krankenhaus‹ oder ›Rufen Sie morgen Ihren Arzt an‹ oder ›Lassen Sie sich innerhalb der nächsten sechs Wochen untersuchen‹ oder ›Es wird jemand auf dem Bildschirm erscheinen, wenn eine weitere Abklärung erforderlich ist‹. Da haben wir es also. Die erste wichtige Entscheidung – wer muß untersucht werden – wird vom Computer getroffen, ohne daß die Anwesenheit des Arztes überhaupt erforderlich ist.«

Die Idee ist interessant, nicht weil sie sich zur Zeit in der praktischen Entwicklung befindet*, sondern weil sie eine weitere Ausdehnung des Krankenhauses bedeutet – nicht nur in die Praxen via TV, sondern auch in die Häuser vieler Menschen via Computer. Man könnte behaupten, daß diejenigen, die vorhersagen, die Funktion des Krankenhauses wird als Erstversorgungsstelle an Wichtigkeit verlieren, sich täuschen. Letzten Endes wird diese Funktion sogar noch ausgebaut werden, durch den Gebrauch von Computern.

---

* Computerstationen für den routinemäßigen Teil der Krankengeschichte und als Entscheidungshilfe für den Arzt, welche weiteren Untersuchungen gemacht werden müssen, gibt es schon. Solche Konsolen werden versuchsweise auf den internistischen Stationen des MGH und in einigen Privatpraxen verwendet.

Automatisierte Diagnosen sind das eine; die automatisierte Therapie noch etwas ganz anderes. Es ist wahrscheinlich fair zu sagen, daß sich davor sowohl die Ärzte als auch die Patienten fürchten. Es ist außerdem wichtig, klarzustellen, daß die folgende Diskussion noch in den Kinderschuhen steckt, aber die automatisierte Therapie ist noch in den Anfängen der Planung. Ihre modernen Vorläufer sind das Monitoring System für die Überwachung der Lebensfunktionen und das Elektrokardiogramm. Diese Monitore sind keine Computer, in keiner Weise; sie sind nur mechanische Wachhunde, ungefähr so anspruchsvoll wie eine Alarmanlage.

Noch stehen diejenigen, die nur die Therapie einer umschriebenen Patientengruppe automatisieren wollen, vor ernsthaften Problemen. Die Therapie von allen Patienten zu automatisieren, mit dem gesamten Krankheitsspektrum, wäre ein enormes Unterfangen. Ob es gemacht wird oder nicht, hängt vor allem vom Bedarf ab, der wiederum davon abhängt, wie viele Ärzte es gibt. Wenn ich angenommen habe, daß diese Entwicklung kommen wird, dann habe ich gleichzeitig angenommen, daß der Ärztemangel in diesem Land in vorhersehbarer Zeit zunehmen wird, weshalb eine Wandlung der Funktionen des Arztes notwendig wird.

Schon eine partiell automatisierte Therapie wäre wünschenswert. Dafür gibt es zwei Gründe. Erstens bringen moderne Therapiemethoden eine Menge an Schreibarbeit mit sich; eine Studie hat gezeigt, daß 25 Prozent des Krankenhausbudgets für die Informationsverarbeitung verwendet werden. Die üblichen Systeme für die Verwaltung, Sammlung und Wiederauffindung von Informationen sind für beinahe jeden, der im Krankenhaus arbeitet, enorm zeitaufwendig, vom Arzt, der die Routinedaten aufzeichnen muß, bis hin zu den Angestellten, die nur in den Krankenakten-Archiven arbeiten. Ein Nachteil der derzeitigen Methoden, neben den Kosten, ist die Anzahl der Fehler, die an den verschiedenen Stellen auftreten können. Ein Vorteil, den die Eingabe aller Daten in den Computer mit sich bringt, ist die Möglichkeit, Fehler zu suchen. Zum Beispiel, wenn ein Arzt über einen Computer Medikamente anordnet, dann kann der Computer die angeordneten Medikamente problemlos auf mögliche Wechselwirkungen untereinander, falsche Dosierungen und so weiter untersuchen.

Der zweite Grund hängt mit der Erfahrung mit den zur Zeit üblichen Monitoren auf Intensivstationen zusammen. Diese Monitore »beobachten« den Patienten aufmerksamer, als es je eine Gruppe von Ärzten tun könnte; der Zustand des Patienten wird kontinuierlich bestimmt, und nicht nur während der Visiten. Dieses Monitoring hat schon viele Vorstellungen von Krankheitsprozessen verändert*, und es hat dazu geführt, daß man über die Intervalle zwischen Therapiedosen neu nachdachte. So werden die meisten Medikamente jetzt alle sechs Stunden, alle vier Stunden oder in irgendeinem anderen Intervall gegeben. Aber warum nicht kontinuierlich, in der richtigen Dosierung? Und in diesem Fall, warum nicht mit Hilfe einer Maschine, die die Medikation aufgrund von Änderungen im Zustand des Patienten korrigiert?

Aus dieser Sicht erscheint die Automatisierung in der Therapie ein durchaus vernünftiges Projekt. Es wird natürlich Anpassung verlangen, sowohl vom Arzt als auch vom Patienten. Aber diese Anpassung wird auch nicht schwieriger sein als in irgendeinem anderen Bereich der Gesellschaft.

In den vergangenen fünfzig Jahren mußte sich die Gesellschaft an Maschinen gewöhnen, die mechanische Arbeit verrichten – hauptsächlich Geräte, die die Funktionen des Skelett- und Mus-

---

* Ein Beispiel: Man meint heute, daß nach einem Myokardinfarkt in praktisch 100 Prozent der Fälle eine Herzrhythmusstörung auftritt; sie ist also eine fast sichere Konsequenz des Herzinfarktes – das ist eine nützliche Information, da Arrhythmien die häufigste Ursache für den plötzlichen, frühen Tod nach einem Herzinfarkt sind.

kelsystems übernehmen. Es ist heute weithin akzeptiert, daß fast niemand mehr irgend etwas »von Hand« oder »zu Fuß« machen muß, außer beim Sport oder zum Vergnügen. Aber was jetzt auf uns zukommt – Gerard Piel nennt es »die Arbeitslosigkeit des Nervensystems« –, ist vergleichbar mit der Arbeitslosigkeit des Muskel- und Skelettsystems. Der Mensch hat die Tatsache akzeptiert, daß es Maschinen gibt, die dem Körper überlegen sind; jetzt muß er akzeptieren, daß es Maschinen gibt, die in vieler Hinsicht dem Gehirn überlegen sind.

Das Bild des Patienten, der alleine im Bett liegt, umgeben von klickendem, surrendem, rostfreiem Stahl, erregt natürlich die Gemüter. Es ist leicht, einer Meinung mit den Ärzten zu sein, die befürchten, daß die Automation zu einer unpersönlichen Patientenversorgung führen wird, und der Computer ist – wie der Psychologe George Miller sagt – »ein Synonym für die mechanische Depersonalisierung«. Aber das liegt vermutlich daran, daß wir noch nicht an sie gewöhnt sind. Und der Mensch hat ja schon in der Vergangenheit Wege gefunden, Maschinen etwas Persönliches zu geben – das Automobil ist ein klassisches Beispiel –, und es gibt keinen Grund anzunehmen, daß es in Zukunft nicht so sein wird.

Ein Beispiel für den Versuch, einige Elemente in der Therapie zu computerisieren, ist das Projekt der computer-assistierten Behandlung von Verbrennungen, das zur Zeit mit dem Shrine Burns Institute in Dr. G. Octo Barnetts wissenschaftlicher Computerabteilung im MGH läuft. Die Leiterin des Projekts, Kathleen Dwyer, sagt, daß es »theoretisch keinen Grund gibt, warum kein Programm erstellt werden könnte, das ein paar Funktionen eines Arztes ausführt, zumindest bei bestimmten Patienten. Aber praktisch gesehen sind wir noch weit entfernt davon.«

Wenn man versucht herauszufinden, warum wir noch so weit davon entfernt sind, kommt man auf zwei verschiedene Antworten. Die erste ist, daß zur Zeit niemand wirklich interessiert ist, hart daran zu arbeiten, ein Duplikat von einem Arzt auf einem magnetischen Band herzustellen. Die zweite Antwort ist, daß Ärzte selbst nicht so genau wissen, wie sie arbeiten; solange sie es nicht herausfinden, kann niemand eine Maschine programmieren, dieselben Funktionen auszuführen. Um eine klassische Situation zu schildern: ein Arzt kommt in ein Zimmer, in dem sich ein Mensch befindet, bei dem Körpertemperatur, Herzfrequenz, Blutdruck und Elektrokardiogramm normal sind. Er wirft einen Blick auf den Patienten und sagt: »Der Patient sieht krank aus.« Wie kam der Arzt zu diesem Schluß? Wenn er es nicht erklären kann, dann können die Informatiker es auch nicht für ein Computerprogramm verwenden.

Mit diesem Beispiel versucht man oft, die Grenzen der Anwendung von Maschinen in der Medizin aufzuzeigen. Wie kann man die »unbewußten« oder »instinktiven« oder »intuitiven« oder »erfahrungsgemäßen« Funktionen eines Arztes imitieren? Aber in Wirklichkeit ist, wie Kirkland und andere bemerkt haben, diese Argumentation wesentlich schädlicher für den Ruf der Ärzte als die Maschinen selbst. Sollte der Arzt nicht einfach nur raten, wenn er sagt: »Der Patient sieht krank aus«, dann zieht er einen Schluß aufgrund von irgendeiner Eingabe, wahrscheinlich visueller Art. Man muß nur diese Eingabe identifizieren – und sie dann an den Computer weitergeben. Wenn die Eingabe wirklich nicht identifizierbar ist, muß man stark annehmen, daß der Arzt rät oder ein Vorurteil ausspricht.

Auf jeden Fall ist man sehr interessiert daran, zu erfahren, wie ein Arzt zu dem Schluß kommt, daß ein Patient krank oder gesund aussieht, denn, wie Dr. Jerome Grossman sagt: »Die Arbeit mit Computern zwingt uns dazu, uns genauer damit auseinanderzusetzen, wie die Menschen denken.«

Aber zur Zeit sind computer-assistierte Programme das einzige, was zur Anwendung kommt. Dwyers Programm, das als Pilotprojekt Ende der 70er Jahre gestartet wird, ist speziell dafür

gestaltet worden, um bei einem großen organisatorischen Problem zu helfen – bei pädiatrischen Verbrennungs-Patienten. Diese jungen Patienten brauchen ein kontinuierliches Monitoring und häufige Änderungen in der Therapie. Dies wiederum bringt eine Unmenge an Schreibarbeit und eine Anhäufung von Daten mit sich, die ein Arzt schwer im Kopf zusammenfassen kann, indem er einfach die Akte durchliest. Dwyer sieht voraus, daß ein computer-assistiertes Programm »das ordentliche Sammeln und das Wiederauffinden von Informationen erleichtern würde und nicht nur die Patientenversorgung verbessern ... sondern auch zur Entwicklung von optimalen therapeutischen Modellen und zu einem besseren Verständnis für den Krankheitsprozeß führen würde.«
Die erste Phase des Projektes wird eine einfache buchhalterische Funktion umschließen: Informationen über den Patienten und seine Behandlung werden abgespeichert und auf Befehl auf einem Telegrafen oder einer Kathodenstrahlröhre (ähnlich einem Fernsehbildschirm) angezeigt, wann immer der Arzt sie braucht. Ein hypothetisches Beispiel von so einer Bildschirmseite wird nachfolgend gezeigt.
Hier faßt der Computer die Aufnahme intravenöser (Ringer-Lösung) und oraler Flüssigkeiten, die Urinausscheidung und die Gewichtsveränderungen über einen Zeitraum von fünf Tagen zusammen. Diese Errungenschaft wird wenig aufregend sein für jemanden, der nicht schon eine halbe Stunde damit zugebracht hat, eine Patientenakte durchzugehen und zu versuchen, die entsprechenden Informationen herauszuziehen – die der Computer in Millisekunden liefert.
Aber die zweite Phase ist anders. Sie wird »computer-gesteuertes Behandlungsschema« genannt, was bedeutet, daß der Computer Ratschläge für die zukünftige Therapie gibt, die der Arzt annehmen oder ignorieren kann.

160 Der Wandel in der Medizin

Flüssigkeit 1 - 0 Smith, John

2.2.68 11:30 Uhr 123-45-67

Zeit	Ringer	Oral	Urin	KG (Kg)	Anderes i.v.
Heute					
2.2.68					
8:00	300/300	-	100/100	32	-
9:00	250/250	100/100	100/200	32,5	-
10:00	100/650	200/300	135/235	33	100B
11:00	200/850	50/350	122/447	32,5	-

Flüssigkeitszufuhr: 1300 Ausscheidung: 447 KG-Änderung: +0,5

Gestern					
1.2.68					
8:00	100/100	50/50	75/75	31	-
9:00	200/300	- /50	50/125	31	-
10:00	300/600	100/150	75/150	31,5	300P
11:00	300/900	100/250	100/300	31,7	-
12:00	200/1100	76/325	100/400	32	-
13:00	150/1250	- /325	150/550	-	-
*					
*					
23:00	....				
24:00	....				
*					
*					
6:00	100/2500	- /700	200/1200	32	-
7:00	72/2575	50/750	100/1300	32	-

Flüssigkeitszufuhr: 3325 Ausscheidung: 1300 KG-Änd.: +1

31.1.68	300(200)/3200		1100	-1,5	B.P.
30.1.68	3000(-)/3000		1000	-0,5	-
29.1.68	4200(100)/4300		900	-1	-

Ein weiteres hypothetisches Beispiel für einen Patienten, der auf der Station aufgenommen wurde:

```
AUFNAHMEDATUM  T  08.05.69
AUFNAHMEZEIT  N  11:22 UHR
INITIALEN DES AUFNAHMEARZTES ... KRD
NAME DES PATIENTEN ... SMITH, JOHN
GEBURTSDATUM ... 20.04.65
PATIENTENNUMMER ... 1234567
DIESE PATIENTENNUMMER WURDE SCHON EINMAL
VERGEBEN.
VERSUCHEN SIE ES NOCH EINMAL, ODER WEISEN SIE
EINE TEMPORÄRE NUMMER ZU
PATIENTENNUMMER ... 123456
STATION ... SBI
GEWICHT ... 20 KG
GRÖSSE ... 110 CM
VERBRENNUNGSDATUM  T  UND -ZEIT  8.00  UHR
VERBRENNUNGSFLÄCHE (PROZENT KOF) ... 36 %
VERBRENNUNG 1. GRADES (PROZENT KOF) ... 0 %
2. GRADES ... 9 %
2.-3. GRADES ... 27 %
```
BERECHNETE GESAMTVERBRENNUNGSFLÄCHE 0,27 M^2
```
BEHANDLUNG VOR DER AUFNAHME
NEIN
NOTFALLBEHANDLUNG
JA
FLÜSSIGKEITSBILANZ   ( ML)
RINGERLACTAT ... 200  N/2 ... 0
PLASMA ... 0   VOLLBLUT ... 0
URIN ... 0   ERBROCHEN ... 0

EMPFOHLENE INITIAL- UND ERHALTUNGSMENGE
1440 ML RINGER LACTAT VOR 16:00 UHR 08.05.69
TROPFGESCHWINDIGKEIT 315/MIN. PERFUSOR  (8  NT)
  1640 ML RINGER LACTAT VOR 8:00 UHR 09.05.69
  TROPFGESCHWINDIGKEIT 100/MIN. PERFUSOR
```

EMPFOHLENE INITIAL- UND ERHALTUNGSMENGE
 1440 ML RINGER LACTAT VOR 16:00 UHR IN EINER
 GESCHWINDIGKEIT VON 310 TROPFEN PRO MINUTE
 (PERFUSOR)
 1640 ML RINGER LACTAT VOR 8:00 UHR AM 09.05.69
 IN EINER GESCHWINDIGKEIT VON 100 TROPFEN PRO
 MINUTE (PERFUSOR).

Wie man sieht, ist das alles in Wirklichkeit gar nicht so bedrohlich. Die Vorschläge für die Therapie basieren auf Richtlinien, die von John Crawford, dem pädiatrischen Chefarzt der Verbrennungsstation, aufgestellt wurden. In der Hauptsache repräsentieren sie (wenn kein Fehler im Programm ist und es keine Variablen gibt, die er beachtet, die Maschine jedoch nicht) sein therapeutisches Programm, wenn er persönlich den Patienten behandeln würde.

Der Computer ist also bestenfalls so klug wie ein einzelner kluger Mensch und schlechtestenfalls weniger scharfsinnig als dieser eine Mensch.

Wenn das MGH-Verbrennungsprojekt einmal in Betrieb ist, werden die damit arbeitenden Ärzte es analysieren und verändern, um das Programm zu verfeinern. Und da das Programm immer besser wird, wird es möglicherweise immer schwieriger für einen Arzt, den »Ratschlag« des Computers zu ignorieren.

In Zukunft wird es vielleicht möglich sein, einen Computer die Untersuchungen und Behandlungen des Patienten ausführen zu lassen und den Patienten innerhalb bestimmter Grenzen zu halten, die von Ärzten bestimmt worden sind – oder sogar vom Computer selbst.

Die Hauptkonsequenz, in Wirklichkeit das erklärte Ziel, der Computertherapie in jedweder Form wird es sein, die Routinearbeit des Arztes bei der Patientenversorgung zu reduzieren. Einige Bereiche dieser Routinearbeit liegen heute schon in anderen

Händen; Schwestern haben einige davon übernommen, technische Assistenten andere. Während der Woche wird im MGH das Blut von technischen Assistenten abgenommen, und die intravenöse Infusionsbehandlung – intravenöse Zugänge legen und sie am Laufen halten – wird von speziell ausgebildeten Schwestern durchgeführt. Die Programme für diese Spezialausbildung waren vor einigen Jahren ziemlich radikal, als Ärzte dachten, daß Schwestern von Natur aus nicht in der Lage seien, mit intravenösen Zugängen umzugehen oder Blut aus einer Vene zu entnehmen. Eine erstaunliche Konsequenz dieser neuen Spezialisierung des nicht-ärztlichen Personals ist eine in manchen Bereichen bessere Krankenversorgung. Selbst wenn Ärzte das nicht glauben wollen, die Patienten wissen es sehr gut. An Wochenenden, wenn die Schwestern und die Assistenten für die Blutentnahme nicht arbeiten, beklagen sich die Patienten bitterlich über die Ärzte, die nicht so geschickt bei diesen Aufgaben sind.

Was die Spezialaufgaben betrifft, die nach wie vor den Ärzten vorbehalten sind, wie zum Beispiel die Lumbalpunktion und Thorax- oder Abdominaldrainages, ist es nur eine Frage der Zeit, bis jemand entdeckt, daß auch diese effektiv an anderes Personal delegiert werden könnten.

Es sieht demnach so aus, als würden all diese Funktionen eines Arztes entweder von anderen Menschen oder von Maschinen übernommen werden. Was wird in Zukunft für den Arzt übrig bleiben?

Fast sicher wird er anfangen, sich in eine von zwei möglichen Richtungen zu bewegen. Erstens in Richtung einer Vollzeit-Forschung. In den vergangenen fünfzehn Jahren nahm die Zahl der Krankenhausärzte und der privaten Mediziner, die für Regierungsinstitute forschten, enorm zu. Dieser Trend wird sich sicher fortsetzen.

Zweitens weg von der Wissenschaft, zur »Kunst« in der Medizin hin – die komplexen, sehr menschlichen Probleme, Menschen zu helfen, sich mit den Krankheitsprozessen auseinanderzusetzen; denn es wird immer eine Kluft geben zwischen den Krankheiten, die die Medizin zu sehen bekommt, und den wissenschaftlichen Grenzen ihrer Behandlung. Und man wird immer Menschen benötigen, die eine Brücke über diese Kluft bauen.

Die Ärzte, die sich in die eine oder andere Richtung bewegen, werden unterstützt durch eine neu gewonnene Freiheit von den einzelnen Pflichten in der Patientenversorgung; und die Ärzte, die emotionell an diesen Einzelheiten hängen, wie zum Beispiel jene Ärzte, die weiterhin darauf bestehen, ihre Laboruntersuchungen selbst zu machen, mißverstehen die Aufgaben ihres Gewerbes. Es wäre besser, wenn sie ihre Zeit damit verbrächten, mit den Patienten zu reden, und jemand anderen das Blut und den Urin oder die Zellzahl im Liquor ansehen ließen – vor allem, wenn diese Person (oder Maschine) schneller und genauer arbeiten kann als der Arzt selbst.

Es ist möglich, daß dies eine Spaltung unter den Ärzten hervorruft, zwischen denen, die sich Wissenschaft und Forschung widmen, und denen, die eher an Verhaltensweisen interessiert und beinahe psychiatrisch orientiert sind. Diese Spaltung hat schon begonnen, und manche klagen darüber. Aber in Wirklichkeit sind Kunst und Wissenschaft selten in einem Individuum vereint. Man sagt, daß Einstein als Cellist verhungert wäre, und es stimmt ganz sicher, daß die Zahl der Ärzte, die hervorragende Kliniker und ausgezeichnete Forscher waren, in den vergangenen Jahren ziemlich klein war. Solche Menschen kann man sicher finden, und sie beeindrucken immer – aber sie sind eindeutig in der Minderheit. Tatsächlich ist die heute weitverbreitete Annahme, daß der durchschnittliche Arzt sowohl Kunst als auch Wissenschaft praktiziert, bestenfalls ein reizvoller Mythos und schlechtestenfalls eine schwere berufliche Enttäuschung.

Abschließend stellt sich die Frage, was bedeutet das alles für das Krankenhaus und für dessen Patienten? Man kann sich die kurzfristigen Möglichkeiten am Beispiel des Verbrennungstherapie-Programms ansehen.

Es wird die Routinetätigkeit des Stationspersonals, sowohl der Ärzte als auch der Schwestern, reduzieren und ihnen mehr Zeit lassen, sich mit den Patienten zu befassen. Für die Ärzte sollte es bedeuten, daß sie außerdem mehr Zeit für die Forschung haben. Und für den Patienten sollte das schließlich von Vorteil sein.

Außerdem bietet ein Computerprogramm für die Ausdehnung des Tätigkeitsfeldes eines Krankenhauses enorme Möglichkeiten. Jedes Krankenhaus im Land – sogar jede Praxis – könnte so ein Programm verwenden, mit Hilfe der existenten Telefonleitungen. Ein städtisches Krankenhaus könnte sich in das Programm des MGH einschalten und vom Computer die Daten des Patienten und der Behandlung aufzeichnen lassen. Es wäre ein Weg, wie die innovativen Fähigkeiten dieses Krankenhauses und sein großer Schatz an medizinischen Informationen genutzt werden könnten, ein logischer Schritt nach 2500 Jahren Evolution. Und für den Patienten sollte das auch von Vorteil sein.

EDITH MURPHY

Patient und Arzt

Sechs Monate bevor sie ins MGH kam, stellte Mrs. Murphy, eine 55jährige Mutter von drei Kindern, eine Schwellung ihrer Beine und Fußgelenke fest. Diese Schwellung nahm zu, und sie wurde immer schwächer, bis sie schließlich ihren Job in der Registratur aufgeben mußte. Sie ging zu ihrem Hausarzt, der ihr Digitalis und Diuretika verschrieb. Dadurch ging die Schwellung zurück, aber sie verschwand nicht völlig. Sie fühlte sich immer noch sehr schwach.

Schließlich wurde sie ins örtliche Krankenhaus eingewiesen, wo man feststellte, daß sie eine schwere Anämie, eine Blutung im Magen-Darm-Trakt und erhöhte Leberwerte hatte. Man sah auf der Röntgenaufnahme etwas, das auf Bauchspeicheldrüsenkrebs hindeutete. Daraufhin wurde sie ins MGH überwiesen. Sie wußte nichts über die Verdachtsdiagnose.

Bei ihrer Ankunft wurde sie von Edmund Carey, einem Medizinstudenten, und dem Assistenzarzt Dr. A. W. Nienhuis untersucht. Sie stellten fest, daß sie eine leichte Gelbsucht hatte und daß ihr Bauch durch eine Ansammlung von Flüssigkeit aufgetrieben war. Ihre Leber konnte wegen dieser Flüssigkeit nicht ertastet werden. Ihre Beine und Fußgelenke waren immer noch geschwollen. Es wurde bestätigt, daß sich Blut in ihrem Stuhl befand.

Laboruntersuchungen zeigten einen Hämatokrit von 18 Prozent, was bedeutete, daß sie weniger als die Hälfte der normalen

Anzahl von roten Blutkörperchen hatte. Ihre Retikulozytenzahl, ein Maß für die Produktion neuer Blutzellen, war erhöht. Eine Untersuchung ihres Blutes ergab, daß sie Eisenmangel hatte. Das Gesamtbild stimmte daher mit einer chronischen Anämie aufgrund eines Blutverlustes durch den Magen-Darm-Trakt überein.* Aber die Situation war nicht ganz so einfach: Ein Coombs-Test war positiv, was darauf hindeutete, daß ihr Körper auch rote Blutkörperchen zerstörte, durch einen allergischen Mechanismus.

Die Röntgenaufnahme der Brust, das Elektrokardiogramm und die Nierenfunktionsuntersuchung waren normal. Eine Barium-Kontrastuntersuchung des oberen Magen-Darm-Traktes zur Überprüfung des Verdachts auf Bauchspeicheldrüsenkrebs war nicht sofort möglich. Eine Knochenmarksbiopsie wurde durchgeführt, aber sie gab keinen weiteren Hinweis auf die Ursache der Anämie. Ihr Bauch wurde punktiert und eine Probe der Flüssigkeit zur Analyse entnommen. Es gab laborchemische Hinweise auf eine Lebererkrankung und möglicherweise zuwenig Eiweiß in ihrem Blut, aber das konnte nicht gleich in der Nacht ihrer Aufnahme bestätigt werden.

Mrs. Murphy zeigte also eine komplexe und verwirrende Symptomatik. Die erste Frage war, ob ein einziger Krankheitsprozeß ihre drei Hauptprobleme erklären konnte, die Dr. Nienhuis zusammenfaßte: Anämie, Blutung aus dem Magen-Darm-Trakt und Ödeme. Er meinte, daß sie alle gemeinsam oder für sich alleine durch eine Lebererkrankung oder auch Leberkrebs erklärt werden könnten, durch in Kraft tretende Mechanismen, die ziemlich kompliziert sind.

Damit wollte er sagen, daß der Körper kontinuierlich Änderungen unterworfen ist und daß jene Merkmale des Körpers, die statisch zu sein scheinen, in Wirklichkeit nur das Produkt eines

---

* Der erfahrene Leser möge die Vereinfachung in dieser Darstellung verzeihen.

dynamischen Gleichgewichts sind. Das Volumen der roten Blutkörperchen, normalerweise ziemlich konstant, ist also in Wirklichkeit das Produkt einer endlosen Bildung und Zerstörung von Zellen. Die durchschnittliche rote Zelle hat eine Lebensdauer von 120 Tagen; eine Anämie kann entweder durch eine unzureichende Bildung oder eine übermäßige Zerstörung von Zellen zustande kommen. In Mrs. Murphys Fall schien die Produktion erhöht, aber sie verlor Zellen durch Blutverlust und allergische Zerstörung.

In ähnlicher Weise ist Wasser, das normalerweise 70 Prozent des Körpergewichts ausmacht, sorgfältig verteilt in einem gesunden Körper – ein Teil in den Zellen, ein Teil außerhalb. Einzelne Wassermoleküle bewegen sich ständig durch den Körper, aber das Gleichgewicht in jedem Bereich wird genau gehalten. Ödeme, krankhafte Ansammlungen von Wasser in bestimmten Geweben, können von einer Reihe von Faktoren verursacht werden, die die normale Verteilung des Körperwassers stören. Der gleiche Effekt kann durch eine Erkrankung des Herzens, der Leber oder der Nieren hervorgebracht werden, jedes Mal durch einen anderen Mechanismus.

Mrs. Murphy wurde auf eine Station im Bulfinch-Gebäude gelegt und verbrachte eine ereignislose Nacht. Am Morgen kamen Carey, Nienhuis und ein weiterer Assistenzarzt, Dr. Robert Liss, zur Visite. Die praktischen Aspekte ihres Zustandes wurden diskutiert, vor allem die Frage einer Bluttransfusion. Es wurde beschlossen, die Transfusion noch hinauszuschieben, da die Patientin sich im Moment gut zu fühlen schien. Später am Tage wurden Mrs. Murphys Symptome mit dem Stationsoberarzt, Dr. Mills, durchgesprochen. Er meinte, daß ein Tumor im Bauch sehr wahrscheinlich sei, aber aus verschiedenen Gründen glaube er eher an ein Lymphom, also einen Lymphdrüsenkrebs, als an Bauchspeicheldrüsenkrebs.

Am selben Tag wurde eine radioaktive Leberuntersuchung

durchgeführt, um die Größe der Leber zu bestimmen, da man sie nicht direkt fühlen konnte. Die Leber war klein und geschrumpft, was auf eine Vernarbung durch Zirrhose hindeutete. Die Ursache für die Zirrhose war unklar. Mrs. Murphy behauptete, sie trinke nicht. Sie hatte keine Hepatitis durchgemacht und war am Arbeitsplatz keinen lebergiftigen Substanzen ausgesetzt. Die Zirrhose wurde daher als »kryptogen« bezeichnet, was soviel wie »aus unbekannter Ursache« heißt.

In den folgenden drei Tagen wurden die Möglichkeiten eines bösartigen Tumors, einer anderen Lebererkrankung oder einer Kombination von beidem intensiv durchgesprochen. Da die Hinweise auf einen Leberschaden sich häuften, wurde die kryptogene* Zirrhose zur am ehesten wahrscheinlichen Diagnose. Inzwischen begann Mrs. Murphy sich wieder besser zu fühlen. Sie bekam eine Transfusion von drei Blutkonserven, woraufhin es ihr noch besser ging. Sie bekam jedoch keine weitere Therapie. Jeder war der Meinung, daß eine Leberbiopsie sinnvoll wäre, aber die Patientin hatte eine Blutungsneigung – wahrscheinlich aufgrund der Lebererkrankung –, die eine Biopsie unmöglich machte. Andere diagnostische Methoden brachten nichts. Die Sigmoidoskopie und der Bariumkontrasteinlauf konnten keine Blutung aus dem Magen-Darm-Trakt nachweisen. Die Suche nach Krebszellen in der Flüssigkeit aus ihrem Bauch blieb negativ.

---

* Für einen Außenseiter mag die Neigung der Ärzte, bestimmte Krankheiten kryptogen oder idiopathisch zu nennen – und dann über sie zu sprechen, als wären sie genau definierte, verstandene klinische Einheiten –, verwunderlich sein. Aber es hat einen Zweck. Zum einen schließt es Diagnosen aus: jemand, der von einer kryptogenen Zirrhose redet, hat eine alkoholische und eine posthepatitische Zirrhose ausgeschlossen. Der Begriff beinhaltet also mehr Informationen als ein einfaches »Wir wissen nicht, warum«. In derselben Weise impliziert der Begriff idiopathische Hypertonie den vorausgegangenen Ausschluß der wenigen bekannten Ursachen für dieses Symptom.

Am siebten stationären Tag sah Dr. Alexander Leaf sich die Patientin an. Er meinte, daß noch eine Untersuchung der Schilddrüsenhormone und Labortests zur Abklärung einer Kollagenose gemacht werden sollten. Am folgenden Tag äußerte Dr. Nienhuis den Verdacht, daß diese Patientin möglicherweise an einer lupoiden Hepatitis litt, ein seltenes und noch umstrittenes Krankheitsbild.

In den folgenden 48 Stunden wurden zwei wichtige Befunde erhoben. Erstens wurde eine Aufnahme des oberen Magen-Darm-Traktes gemacht, die in Ordnung war. Es gab keine Anzeichen, die auf Bauchspeicheldrüsenkrebs hindeuteten.

Zweitens wurden bei einer wiederholten Untersuchung der weißen Blutkörperchen mehrere Zellen mit großen, anormalen, bläulichen Klumpen innerhalb der Zellsubstanz gefunden. Diese Zellen werden LE-Zellen genannt, da sie diagnostisch wegweisend für eine Kollagenose, den systemischen Lupus erythematodes, sind.

Das ist eine Erkrankung von enormem Interesse für die Mediziner in der heutigen Zeit. Früher einmal als selten angesehen, stellt man sie jetzt mit steigender Häufigkeit fest, da die diagnostischen Untersuchungsmethoden raffinierter werden. Klassischerweise betrachtete man sie als Erkrankung von Frauen mittleren Alters, die durch bestimmte Eiweißreaktionen charakterisiert ist – Fieber, Hautausschläge und Beteiligung zahlreicher Organe, vor allem der Gelenke und der Nieren. Je besser man den Lupus jedoch versteht, desto mehr verändert sich diese klassische Beschreibung: man findet jetzt mehr Männer mit SLE, und das Spektrum der klinischen Manifestationen ist noch breiter geworden.

Der Lupus wird als Kollagenose bezeichnet, weil er mit bestimmten anderen Krankheiten die Eigenschaft teilt, kollagenhaltiges Gewebe in Blutgefäßen und Haut zu verändern, und weil er wie diese anderen Krankheiten auf einer Art Hypersensibilität (Allergie) zu basieren scheint. Die Frage der Entstehung ist noch nicht geklärt, aber Patienten mit dieser Krankheit zeigen verschiedene biochemische Störungen des Immunsystems; der Lupus wird auch als »die Autoimmunerkrankung par excellence« bezeichnet.

Normalerweise produziert das Abwehrsystem des Körpers Antikörper, um Mikroorganismen wie Bakterien, die in den Körper eindringen, zu bekämpfen. Diese Immunantwort ist normalerweise gut für den Organismus, obwohl in letzter Zeit viel daran gearbeitet worden ist, diese Immunantwort zu unterdrücken, damit fremde Organe transplantiert werden können.

Man weiß jedoch inzwischen, daß die natürliche Abwehrreaktion des Körpers manchmal gegen sich selbst gerichtet sein kann. In gewisser Weise ist die Fähigkeit des Organismus, fremdes von eigenem Material zu unterscheiden, gestört; der Körper versucht, eine Immunreaktion gegen sich selbst in Gang zu setzen – und greift bestimmte körpereigene Gewebe an, was zu einem »chronischen Bürgerkrieg innerhalb des Körpers« führt.

Im Falle des Lupus erythematodes produziert der Patient verschiedene Arten von Antikörpern gegen seinen eigenen Körper. Einer davon greift die DNS an, die genetische Substanz der Chromosomen. Die geschädigte DNS wird später von weißen Blutkörperchen aufgenommen, was zur Bildung der charakteristischen bläulichen Klumpen führt. SLE-Patienten bilden aber auch noch andere Antikörper, die man mit anderen, speziellen Methoden nachweisen kann. Bei Mrs. Murphy fand man also Anti-DNS-Antikörper, ein erhöhtes Gammaglobulin, Antikörper gegen die Schilddrüsenhormone sowie Antikörper, die man sonst bei der rheumatoiden Arthritis findet.

Immunstörungen als Ursache oder Komplikationen von Krankheiten werden heute für eine Reihe von Krankheitsbildern verantwortlich gemacht, darunter zum Beispiel das rheumatische Fieber, die perniziöse Anämie, die Myasthenia gravis, die mul-

tiple Sklerose, die Hashimoto Thyreoiditis und die Glomerulonephritis. Immun- und Autoimmunmechanismen sind daher von großem Interesse; die Untersuchung dieser Mechanismen stellt momentan eine der großen Herausforderungen der medizinischen Forschung dar.
Für den systemischen Lupus erythematodes gibt es jedoch keine Heilung, und die Prognose ist sehr schlecht. Es gab Patienten, die innerhalb weniger Monate nach dem Ausbruch gestorben sind; andere haben noch fünfzehn oder zwanzig Jahre gelebt. Für Mrs. Murphy bestand die Therapie aus Diuretika, die zu einer Ausscheidung von 14,5 Liter Flüssigkeit führten, und einem vorsichtigen Versuch mit Kortison, um einige Effekte der Erkrankung zu unterdrücken. Sie wurde in gutem Allgemeinzustand nach Hause entlassen und nahm ihre Arbeit wieder auf.

Der Fall von Mrs. Murphy zeigt eine wichtige Funktion des gewöhnlichen stationären Patienten in einem Universitätskrankenhaus, die ihn von den Privatpatienten unterscheidet: der stationäre Patient ist zum Teil da, um Studenten zu Ärzten zu machen. Für den Patienten hat das sowohl Vor- als auch Nachteile.
Vorweg, um einige Begriffe zu erklären:
Ein Medizinstudent ist jeder, der das Abitur hat und sich noch in der vierjährigen Ausbildung zum M. D. (Medical Doctor, vergleichbar mit dem Staatsexamen) befindet. Damit kann man noch nicht praktizieren. Um die Approbation zu erlangen, muß man noch ein zusätzliches Jahr in einem Lehrkrankenhaus verbringen.
Ein *Intern* (etwa vergleichbar mit dem Arzt im Praktikum) ist jeder, der einen M. D. hat und sich im ersten Jahr nach dem Studium befindet. Ein *Intern* darf nur im Krankenhaus praktizieren. Nach einem Jahr könnte er theoretisch gehen und eine Privatpraxis eröffnen, aber das macht praktisch niemand. Nach

dem ersten Jahr wird statt dessen aus dem *Intern* ein *Resident* (Assistenzarzt in Weiterbildung).

Ein *Resident* ist jeder, der das praktische Jahr hinter sich hat und sich in einem der Fachgebiete wie Pädiatrie, Chirurgie, Innere Medizin oder Psychiatrie, spezialisieren will. Man kann die Weiterbildungsstelle am gleichen Krankenhaus antreten, an dem man das praktische Jahr gemacht hat, oder in ein anderes gehen; die Weiterbildung dauert zwischen zwei und sechs Jahren.

Medizinstudenten unterstehen der Verantwortlichkeit der Universität, nicht der des Krankenhauses.

Interns und *Residents* wiederum sind Angestellte des Krankenhauses, und man bezeichnet sie als »House officers«. Zu unterscheiden sind diese von den »Seniors«. So bezeichnet man die privat praktizierenden Fachärzte und Hochschulprofessoren, die dem Krankenhaus angeschlossen sind.

Diese hierarchische Struktur ist vergleichbar mit einer Universität, ihren Studenten, Assistenten und Professoren. Innerhalb des Krankenhauses gibt es Abteilungen, die den Fakultäten einer Universität entsprechen; diese Abteilungen geben Kurse für Medizinstudenten und House Officers, die man als »Rotationspraktika« bezeichnet. Im wesentlichen ist der Unterricht informell, aber es gibt zusätzlich einen vollen Stundenplan mit formellen Visiten, Vorlesungen und Seminaren.

In der Geschichte der Lehrkrankenhäuser und Universitäten gab es den Medizinstudenten (undergraduate) viel früher als den House Officer (graduate). Tatsächlich ist der Anfang der Lehrkrankenhäuser in den Vereinigten Staaten eng verquickt mit den Anfängen der medizinischen Hochschulen. Das trifft jedenfalls auf die drei ersten medizinischen Hochschulen und die drei ersten Lehrkrankenhäuser in Amerika zu: Philadelphia, New York und Boston.

Das Massachusetts General Hospital hatte von Anfang an Studenten aus Harvard auf den Stationen. Es gibt keinen Grund

zu der Annahme, daß Studenten das Krankenhaus in irgendeiner Weise anziehender machten; Warren erinnerte daran, daß die Studenten seiner Zeit »von grausamstem Charakter« waren, und er erzählt, daß es bei einem Vermieter keine Empfehlung war, wenn man sagte, daß man Medizin studierte. Noch einhundert Jahre danach klagte Harvey Cushing, daß »Studenten in einem Krankenhaus wie Kinder in einer Pension nicht nur eitel Freude« waren. Trotz all dieser Vorbehalte haben die Lehrkrankenhäuser immer Medizinstudenten unterrichtet. Was neu ist, ist die Weiterbildung der House Officers.
Ursprünglich mußten Medizinstudenten zwei Jahre Theorie an der Universität absolvieren und danach ein Jahr praktische Ausbildung als Lehrling bei einem praktizierenden Arzt machen. In jenen Tagen hatte das MGH zwei House-Officer-Stellen – damals bekannt unter dem wesentlich erniedrigenderen Namen »House Pupils«, was soviel wie »Hausschüler« bedeutet –, und diese Stellen waren anerkannt als Ersatz für die Lehrlingsstellen. Etwa während des Bürgerkrieges begann das Krankenhaus seine House-Officer-Stellen auszubauen; den größten Zuwachs gab es um die Jahrhundertwende. 1891 gab es 7 House Officers; 1901 waren es 14; 1911 schon 21. Wie bereits erwähnt, heute sind es 304.
Ein Teil dieses Stellenzuwachses ist einfach durch das Wachstum des Krankenhauses bedingt. Je größer es wurde, desto mehr Patienten mußten versorgt werden, desto mehr gab es zu lernen, und desto mehr Routinearbeit mußten die House Officers verrichten.
Ein weiterer Teil des Zuwachses hat mit der wachsenden Rolle des Krankenhauses als Akutversorgungsstelle zu tun. Es kommen weniger Patienten mit chronischen Krankheiten und mehr akut kranke Patienten, die eine kontinuierliche und sorgfältige Behandlung benötigen. Dafür braucht man mehr Personal.
Zum Teil repräsentiert er auch den Wandel vom alten individu-

ellen Lehrsystem hin zu einem »institutionalisierten Ausbildungssystem«. In den 30er und 40er Jahren wurde es offensichtlich, daß House Officers, die im Krankenhaus blieben, besser ausgebildet wurden, als jene, die das Krankenhaus früh verließen und sich mit niedergelassenen Ärzten zusammentaten. Diese Tatsache führte schließlich dazu, daß das individuelle Lehrsystem verlassen wurde. Früher mußte ein Arzt, der Chirurg werden wollte, drei Jahre im Krankenhaus und zwei Jahre bei einem niedergelassenen Chirurgen lernen; heute sind es fünf Jahre im Krankenhaus (inklusive des praktischen Jahrs nach Abschluß der Universität); heute tut man sich am Ende dieser Zeit mit einem privat praktizierenden Chirurgen zusammen, weil man sich selbst niederlassen will, nicht um Erfahrungen zu sammeln.
Die Struktur der Patientenversorgung hat sich also seit der Öffnung des Krankenhauses enorm verändert. 1821 war die Patientenversorgung größtenteils in der Hand privat praktizierender Fachärzte, die ihre Zeit dem Krankenhaus zur Verfügung stellten und sich bereit erklärten, bei ihren Rundgängen auf den Stationen Studenten mitzunehmen. Zwischen dem Studenten und dem Facharzt gibt es mittlerweile eine große Anzahl von anderen Personen, ohne die das Krankenhaus gar nicht mehr funktionieren könnte. Das MGH könnte wunderbar ohne seine Medizinstudenten auskommen, aber es müßte seine Tätigkeit innerhalb weniger Stunden einstellen, wenn man die fest angestellten Ärzte entlassen würde.
Es ist nicht übertrieben, wenn man sagt, daß die angestellten Ärzte den größten Teil der Arbeit im Krankenhaus verrichten, von oben von den Fachärzten dirigiert, unter den Augen der Studenten, die von ihnen lernen wollen. Dieses System ist lobenswert, da es ein großes Spektrum von Kompetenz und Verantwortlichkeit sicherstellt. Die Studenten steigen in einfachen Schritten die Leiter bis zum Facharzt hinauf. Aber die Zunahme der House-Officer-Stellen hat einen ganz anderen, viel grausa-

meren Hintergrund. Für das Krankenhaus stellen sie eine Quelle gut ausgebildeter, intelligenter, hart arbeitender und sehr billiger Arbeitskräfte dar.
Das traf schon immer zu. Im Jahre 1896, als Cushing im ersten Jahr nach der Universitätsausbildung war, sagte er, daß »House Officers die am härtesten arbeitenden Menschen sind, die ich je gesehen habe. Jeder Tag hat für sie mindestens 24 Stunden.« Heute hat ein House Officer für gewöhnlich jeden zweiten Tag Dienst, was bedeutet, daß er ungefähr 36 Stunden arbeitet und 12 Stunden frei hat. Praktisch gesehen heißt das, daß er morgens um halb sieben im Krankenhaus ankommt, den ganzen Tag und wahrscheinlich die ganze Nacht hindurch arbeitet, anderntags bis zum späten Nachmittag weitermacht und dann nach Hause geht, um zu schlafen – bis um halb sieben oder sieben am nächsten Tag. Die Bezahlung für diese harte Arbeit, die mehrere Jahre hindurch anhält, war bis vor kurzem praktisch nicht existent. Manche Krankenhäuser waren so schlimm, daß sie ihre House Officers in diesem Rhythmus arbeiten ließen, ihnen nichts bezahlten und auch noch Geld für Parkplatz und Wäsche verlangten. Andere gaben ihnen ein paar Mahlzeiten und vielleicht ein Honorar von 25 Dollar im Jahr. Ein Facharzt, der im MGH arbeitet, erinnert sich an eine Zeit vor nicht mehr als zehn Jahren: »Ich war leitender Oberarzt in der Chirurgie, acht Jahre aus der Universität heraus, und hatte zwei Jahre Militärdienst hinter mir; ich hatte eine Frau und vier Kinder; ich war verantwortlich für die Leitung einer ganzen chirurgischen Abteilung – und ich bekam weniger als 2000 Dollar im Jahr.«
So eine Arbeitssituation ist nur tragbar, wenn man irgendein anderes Einkommen aus selbständiger Arbeit oder keine Angst vor Schulden hat; man fragt sich, ob das moderne Bild des groben, geldgierigen Arztes auf diese Jahre der absurden finanziellen Not zurückzuführen ist. Glücklicherweise sind die Gehälter der House Officers in den letzten Jahren stark angestiegen.

In vielen Krankenhäusern bekommt ein *Intern* inzwischen 6000 Dollar, ein Facharzt 8000 oder 9000. Viele Faktoren sind verantwortlich für die Steigerung: zum einen die Auswirkungen von *Medicare*, das dem Krankenhaus gestattet, dem Patienten eine Rechnung für die Leistung eines Assistenzarztes zu stellen; zum zweiten die Tatsache, daß die *G.I. Bill*, die staatliche, mit dem Militär verbundene Ausbildungsförderung, ausgeweitet wurde, um auch die Weiterbildungszeit nach dem Studium zu finanzieren; außerdem haben die Ausbildenden in der Medizin festgestellt, daß man in einer wohlhabenden Gesellschaft keine guten Leute bekommen und halten kann, wenn man sie nicht bezahlt.

Seit es mehr House Officers gibt und diese besser ausgebildet sind, hat sich die Stellung des Medizinstudenten geändert. House Officers haben die behördliche Genehmigung, medizinisch tätig zu sein; Studenten haben nicht das Recht zu praktizieren. Ein Student darf ohne Gegenzeichnen eines House Officers keine Anordnungen geben, selbst wenn es so einfache sind, wie das Bett eines Patienten aufzurichten oder hochzustellen.

Nach dem Gesetz ist es dem Studenten nur erlaubt, rein diagnostische Geräte zu benutzen, und zwar ausschließlich, um Diagnosen zu stellen. In der Praxis wird dieses Gesetz ausgedehnt, was bedeutet, daß er unter Aufsicht eine Lumbalpunktion, eine Thorax-, Abdominal- oder Knochenmarkspunktion durchführen kann; er darf in der Notaufnahme Wunden nähen; er kann auch Medikamente mischen, intravenöse Infusionen anlegen, Medikamente intravenös spritzen und eine Bluttransfusion verabreichen. Zusätzlich erwartet man von ihm Kompetenz für eine Reihe von Labormethoden und -untersuchungen. Die offiziell genehmigten Tätigkeiten des Medizinstudenten liegen also irgendwo zwischen denen eines Arztes, einer Krankenschwester und eines Laborassistenten. Es ist nicht verwunderlich, daß keiner weiß, wie er sie nennen soll. Dozenten mit einer

Gruppe von Studenten des zweiten und dritten Jahres stellen diese den Patienten oft als »Ärzte in Ausbildung« oder »junge Ärzte« vor. Studenten des vierten Jahres, die schon alleine zu den Patienten gehen, stellen sich als »Arzt« vor. Bis vor einigen Jahren trugen die Studenten sogar Namensschilder, auf denen »Dr. ...« stand. Aber davon wurde wieder Abstand genommen, nachdem das Krankenhaus darauf hingewiesen wurde, daß es eine falsche Darstellung sei und gerichtliche Konsequenzen haben könnte. Die Schilder von den Studenten zeigen jetzt nur noch deren Namen; die von *Interns* und *Residents* zusätzlich »Dr.«

Es ist unklar, warum man Medizinstudenten vor den Patienten als Ärzte bezeichnet, vor allem, da so wenige Patienten sich durch diese Betitelung täuschen lassen. Man kann das Ganze als harmlose stillschweigende Übereinkunft ansehen, bei der das Krankenhaus so tut, als wären die Studenten Ärzte, und die Patienten, als würden sie es glauben.

Warum das Ganze? Die Dozenten sagen, daß diese kleine, harmlose Lüge den Patienten beruhigt, der verärgert wäre, wenn er erführe, daß er von Studenten untersucht wird. Ähnliches geschieht bei den *Interns*, die sich manchmal als *Residents* vorstellen, in dem Glauben, daß dies die Patienten beschwichtige. Es stimmt, daß die volkstümliche – und von den Medien verbreitete – Meinung von Medizinstudenten und *Interns* eindeutig unvorteilhaft ist, und dieser negative Beiklang bleibt bis zur Weiterbildungszeit bestehen. (Dr. Kildare, dieser charmante, allwissende Arzt, war ein *Resident*, der viel Zeit mit neurotischen, schuldgeplagten, herumwurschtelnden Studenten und *Interns* zubrachte.) »Auch heute«, heißt es bei George Orwell, »findet man noch Ärzte, deren Motive äußerst fragwürdig sind. Jeder, der schon einmal schwerer erkrankt war oder den Gesprächen von Medizinstudenten zugehört hat, wird wissen, was ich meine.« Mit diesem paradoxen Satz verurteilt er gleichzeitig die Motivationen *einiger* Ärzte und die *aller* Medizinstudenten.

Die Stellung des Medizinstudenten ist daher eigenartig und manchmal sogar komisch. In der Gesellschaft gilt er gemeinhin als gute Partie und kreditwürdig, er genießt also die Zustimmung von den beiden Bastionen konservativer Beurteilung – von Müttern und Bankiers. Im Krankenhaus jedoch wollen dieselben Mütter und Bankiers nichts mit Studenten zu tun haben, und beinahe jeder Student hat schon die Erfahrung gemacht, eine Frau zu untersuchen, die während der gesamten Anamnese und körperlichen Untersuchung knurrt, sich beklagt und dann höflich fragt, ob der Student verheiratet sei.

Man kommt am Ende zu dem Schluß, daß die Praxis, Studenten fälschlich als Ärzte vorzustellen, töricht ist. Die Patienten sollten genau darüber informiert werden, wer die Studenten sind; wenn man sich einmal Gedanken darüber macht, dann stellt man fest, daß eine solche Praxis viele Vorteile hätte.

Zum einen befürchten die meisten Patienten, die in ein Lehrkrankenhaus kommen, als Versuchstier benutzt zu werden. Sie haben vage Berichte darüber gehört, daß »man in den Händen von Studenten und *Interns*« sein wird, und das stimmt so nicht. Patienten, die in das Krankenhaus kommen – sowieso schon krank und ängstlich –, haben praktisch keine Vorstellung von der Hierarchie der Beschlußfähigkeit, die dafür sorgt, daß junge Ärzte sorgsam überwacht werden. Zu dieser ohnehin schon bestehenden Ängstlichkeit wird nun noch die Tatsache hinzugefügt, daß jeder sich als Arzt vorstellt, während der Patient genau weiß, daß einige von diesen Ärzten Studenten sind. Da er nicht weiß, wer die Studenten sind, wächst seine Angst, anstatt kleiner zu werden.

Außerdem kann man auf den Stationen häufig beobachten, daß Studenten bei den Patienten beliebt sind. Die Studenten haben mehr Zeit, mit den Patienten zu reden; Patienten mögen die Aufmerksamkeit. (Oft stufen sie das Personal nach Warmherzigkeit und Aufmerksamkeit ein. Ein freundlicher Student, der schon einmal mit einem schroffen Assistenzarzt zusammengear-

beitet hat, weiß, wie oft Patienten zu dem Schluß kommen, daß der Assistenzarzt ein Student ist und umgekehrt.*)
Schließlich werden Patienten – wie allgemein bekannt – in Lehrkrankenhäusern besser versorgt, müssen sich aber im Gegenzug mit der Ausbildung von Studenten einverstanden erklären. Die Lehrfunktion sollte daher ruhig als solche erkennbar sein. Frederick Cheever Shattuck sagte vor vielen Jahren: »Bevor wir einen Bogen um die Wahrheit machen oder sie verleugnen, sollten wir uns die Frage stellen: ›Zu wessen Vorteil ist diese Verleugnung?‹ Wenn es in irgendeinem Maße zu unserem Vorteil ist oder zu sein scheint, sollten wir uns zu Tode schämen.«

Wie sieht die Zusammenarbeit von Studenten, Assistenz- und Fachärzten aus, daß so ein klinisches Ausbildungssystem entstehen kann? Wie Mrs. Murphys Erfahrung gezeigt hat, funktioniert das System folgendermaßen.
Wenn die Station davon in Kenntnis gesetzt wird, daß ein neuer Patient aufgenommen wird, geht der Student hinunter in die Aufnahmestation und untersucht den Patienten. Manchmal muß er sich beeilen, um dem House Officer zuvorzukommen, aber Studenten lernen, dies zu tun, und die besten House Officers lassen sich lange Zeit, um den Studenten die Möglichkeit zu geben, die erste Untersuchung durchzuführen. Der Grund dafür ist, daß der Patient mit jeder weiteren Befragung und Untersuchung besser daran gewöhnt wird, seine Geschichte in einer gewissen, wenn auch unnatürlichen Reihenfolge zu erzählen. Bei neuen Patienten ist es am schwierigsten, eine schlüssige Krankengeschichte zu erhalten, daher sind sie am wertvollsten.
Nachdem der Student den Patienten untersucht hat, führt der Assistenzarzt eine zweite Untersuchung durch, und dann redet

---

* Das impliziert, daß Patienten Schroffheit mit professioneller Unfähigkeit assoziieren, und das könnte zutreffen.

er mit dem Studenten über den Fall. Der Assistenzarzt hat normalerweise nur drei Fragen: »Was hast du gefunden?«, »Was meinst du, was er hat?«, »Was würdest du bei ihm machen?« Interessanterweise sind das die einzig wirklich wichtigen Fragen der klinischen Medizin.

Es folgt eine Diskussion über Diagnose und Behandlung; wenn der Assistenzarzt mit dem Studenten übereinstimmt, läßt er ihn die Anordnungen schreiben und zeichnet sie dann gegen. Diagnostische Vorgänge wie Lumbal- oder Knochenmarkspunktionen und so weiter werden im Normalfall von dem Studenten unter Aufsicht des Assistenzarztes vorgenommen. Patienten werden, wenn es geht, am Tag der Aufnahme so weit wie möglich »abgearbeitet«. Das bedeutet, daß das Stationspersonal außer der Anamnese und körperlichen Untersuchung dafür sorgen muß, daß ein Blutbild gemacht, die Zahl der weißen Blutkörperchen und der Hämatokrit bestimmt, ein EKG angefertigt, eine Urinanalyse durchgeführt und eine Röntgenaufnahme der Lunge gemacht wird. Was auch sonst noch für anspruchsvolle Untersuchungen nötig sein mögen, alles geschieht möglichst während der Aufnahme.

Der Student kann einen Teil oder alles davon machen, aber er hat keine Kontrolle über die Versorgung des Patienten. Die meisten Entscheidungen – die bei der Aufnahme und alle weiteren – werden vom aufnehmenden Assistenzarzt gefällt. Das ist der Grund, warum das medizinische Personal die »Aufnahme eines Patienten« gleichsetzt mit der chirurgischen »Erledigung eines Falles«. Immer hat nur eine Person die Verantwortung für die Entscheidungen in der Patientenversorgung. Und obwohl es sehr wertvoll ist, zuzusehen, ist es nicht das gleiche, wie selber zu handeln. Die Erfahrung von Verantwortung kann man nicht weitergeben.

Jeder House Officer hat daher eine Reihe von Patienten auf der Station, die »ihm gehören«; dies sind die Patienten, die er aufgenommen hat, und er fühlt sich für sie hauptsächlich verantwortlich während ihres ganzen Krankenhausaufenthaltes. Man erwartet von ihm, daß er am meisten über seine Patienten weiß, obwohl die anderen soviel wissen müssen, daß sie in der Lage sind, den Patienten zu versorgen, wenn der Assistenzarzt außer Dienst ist. Diese individuelle Verantwortlichkeit ist so stark, daß sie sich in possessiven Ausdrücken widerspiegelt. Ein House Officer fragt zum Beispiel den anderen: »Ist Mr. Jones Ihr Patient?« Er bekommt zur Antwort: »Nein, er gehört Bob.«

Die Rolle des Studenten in diesem ganzen System ist, so zu tun, als wäre er der aufnehmende Assistenzarzt, und dies während des ganzen Aufenthaltes des Patienten aufrechtzuerhalten. Ein Student arbeitet normalerweise eng mit einem *Intern* oder einem *Resident* zusammen, während der gleichen Schicht. Unter den Studenten gibt es ein reges Informationssystem, mit welchem House Officer man gut arbeiten kann und mit welchem nicht. Ein guter House Officer ist einer, der sich seiner Fähigkeiten bewußt ist (Unsicherheit ist ansteckend), sich gerne Zeit für die Studenten nimmt und ungerne die Routinearbeit an Studenten delegiert.

Am Morgen nach der Aufnahme eines Patienten, während der »Arbeitsrunden« von 7 Uhr 45 bis 9 Uhr, wenn das Stationsteam von Patient zu Patient geht, erwartet man von dem Studenten, daß er die Krankengeschichte, körperliche Untersuchungsbefunde und Laborwerte kurz zusammenfaßt, um diejenigen zu informieren, die in der vergangenen Nacht keinen Dienst hatten. Eine förmliche Diskussion wird später am Tag, während der Visite, von dem Studenten geführt, wenn er die Einzelheiten des Falles dem visitierenden Arzt berichtet. Der visitierende Arzt ist ein angestellter Arzt des Krankenhauses, der für einen Monat einer Station zugeteilt ist und rechtlich für alle Patienten auf dieser Station verantwortlich ist.

Die förmliche Diskussion des Studenten nennt man »Präsentation«. Einen Patienten zu präsentieren bedeutet, die wichtigsten Befunde in möglichst knapper, präziser Form darzustellen. Von dem Studenten wird erwartet, daß er dies frei aus dem Gedächtnis kann. Eine Präsentation beginnt mit den Symptomen, die zur Krankenhauseinweisung geführt haben; dann folgt die Krankengeschichte; dann ein Überblick über die Organsysteme; die Familien- und Sozialanamnese; der körperliche Untersuchungsbefund vom Kopf bis zu den Füßen. Die Befunde der weiteren Untersuchungen werden dann in einer vorgegebenen Reihenfolge aufgezählt: Blutuntersuchungen, Urinbefunde, EKG, Röntgen und schließlich die speziellen Untersuchungen.

Der ganze Vorgang soll nicht länger als fünf Minuten dauern. Eine gute Präsentation ist schwierig, denn der Student muß nicht nur alle auffälligen, sondern auch bestimmte unauffällige Befunde aufzählen, aus der Reihe der unzählbaren Symptome und Anzeichen, die der Patient *nicht* hat. Diese unauffälligen Befunde sollen beim Ausschluß bestimmter Differentialdiagnosen helfen. Wenn der Patient zum Beispiel eine Gelbsucht und eine große Leber hat, sollte der Student bemerken, daß der Patient nicht trinkt, falls es den Tatsachen entspricht.

Aggressive Studenten können recht abstrus bei der Erwähnung negativer Befunde formulieren, in der Hoffnung, daß der Dozent sie unterbricht und (zum Beispiel) fragt: »Was haben Sie sich dabei gedacht, als Sie sagten, der Patient hätte nie in Tibet getanzt?«

Auf diese Frage kann der Student triumphierend irgendeine obskure Erkrankung nennen, die vage in die Situation paßt, wie zum Beispiel »Das Kurelu-Tanz-Syndrom, Sir«. Er erscheint so sehr belesen. Das kann jedoch ein gefährliches Spiel sein, wenn man es mit einem kenntnisreichen visitierenden Arzt zu tun hat, denn der wird in so einem Fall antworten: »Das Kurelu-Tanz-Syndrom kommt nie bei Männern unter vierzig vor, und Ihr Patient ist sechsunddreißig. Wenn Sie sich weiterbilden wollen, empfehle ich Ihnen das *Kurelu Medical Journal*, Band 10, Nummer 2.« Das ist ein Zeichen für den Studenten, daß er sich geschlagen geben sollte; er hat die Runde verloren – außer er kann nochmals kontern. Es gibt nur eine akzeptable Form dafür: »Aber Sir, im *Mauritian Journal of Midwifery* stand letzte Woche ein Bericht über einen Fall bei einem zehnjährigen Jungen.« Das funktioniert manchmal. Der visitierende Arzt könnte antworten: »*Was* für ein Journal? War das nicht die Zeitschrift, in der stand, daß Magermilch krebserregend ist?«

Das beendet die Diskussion.

Unter den Studenten werden die visitierenden Ärzte in zwei Kategorien eingeteilt – die »gutartigen« und die anderen. Es hängt davon ab, wie der Arzt die Studenten behandelt. Normalerweise schweigt er während der ganzen Präsentation; er fängt an, dem Studenten zu erklären, was er zu erwähnen vergessen hat; und schließlich stellt er Fragen. Er darf zu allem Fragen stellen, solange es auch nur im entferntesten in Berührung mit dem betreffenden Fall steht. Er kann, wenn er will, den Studenten auflaufen lassen.

In einer typischen Diskussion über einen Fall, bei dem es um ein streßinduziertes Duodenalgeschwür geht, fragt der visitierende Arzt zum Beispiel zunächst die Anatomie der vier Teile des Zwölffingerdarms ab; dann die Arterienversorgung des Magens; die häufigsten Komplikationen eines Duodenalgeschwürs; die Faktoren, die klassischerweise den Schmerz stärker oder schwächer werden lassen; die Merkmale, die den Geschwürsschmerz von dem einer Pankreatitis, einer Gallenblasenerkrankung oder einem Herzinfarkt unterscheiden; die vier Indikationen für einen chirurgischen Eingriff; die Gründe für die Bestimmung der Serumamylase und des Serumcalciums; die psychischen Veränderungen, die mit einer gastrointestinalen Blutung bei einer Erkrankung der Leber einhergehen, und der Grund für diese Veränderungen; die anderen Ursachen für Blutungen aus dem oberen Magen-Darm-Trakt; die Unterscheidung von Blutungen aus dem oberen und unteren Magen-Darm-Trakt und so weiter.

Außerdem kann der visitierende Arzt jederzeit zu einem verwandten Thema übergehen. Wenn er etwas über das Serumcalcium wissen will und der Student richtig antwortet, daß es eine Beziehung zwischen Nebenschilddrüsenerkrankungen und Magengeschwüren gibt, dann kann der Arzt weiter fragen, wie die Calciumveränderungen bei einer Nebenschilddrüsenerkrankung aussehen und die assoziierten Veränderungen des Serumphosphats; was für Veränderungen mit einem Anstieg oder einer Verminderung des Calciums verbunden sind, bei Erwachsenen und Kindern.

Ein Student, der bei den Geschwüren angefangen hat, wird so effektvoll zum Calciumhaushalt übergeleitet. Und der visitierende Arzt kann jederzeit wieder umkehren und den Studenten bitten, sechs andere Ursachen für Magengeschwüre zu nennen[*], und damit weitermachen, jeden einzelnen davon durchzusprechen. Visiten dauern zwei Stunden. Es gibt Zeit genug.

Interns und *Residents* werden meistens von diesen Schikanen ausgenommen; man sieht es als unter ihrer Würde an. Der visitierende Arzt behandelt House Officers wie Kollegen, nicht wie Studenten. Ein House Officer, der den visitierenden Arzt etwas fragt, bekommt eine Antwort. Ein Student, der eine Frage stellt, wird oft zurückgefragt, wie zum Beispiel: »Sir, wie verhält sich das Serumcalcium beim Kleinwuchs der Hühner?« »Nun, was machen die Plasmaproteine in Ridinghoods Makroglobulinämie?« Wenn der Student nicht begreift, was gemeint ist, bekommt er einen weiteren Hinweis, auch in Form einer Frage:

---

[*] Wie zum Beispiel Lungenerkrankungen, Zirrhose, rheumatoide Arthritis, Verbrennungen und Schlaganfälle, Pankreatitis und die Nebenwirkungen verschiedener Medikanente, vor allem von Steroiden.

»Nun, was ist mit dem Serumphosphat beim Schwergewichts-Syndrom?«

Das ist ein Spiel, das beim medizinischen Unterricht immer und immer wiederholt wird. Es ist ein Spiel, das nützlich ist für die Ausübung des medizinischen Berufs. Ein einfaches Beispiel ist das folgende:

STUDENT: »Der Patient hat einen Ausschlag und Fieber.«
VISITIERENDER ARZT: »War er schon einmal auf Martha's Vineyard?«
STUDENT: »Nein, es handelt sich nicht um das Rocky Mountain Spotted Fever.«

Es kommt darauf an, daß der Student versteht, was die Frage impliziert – daß nämlich jedes Jahr ein oder zwei Fälle von Rocky Mountain Spotted Fever von Martha's Vineyard mitgebracht werden. Solche Ableitungen sind wichtig für die medizinische Praxis und sind daher eine sinnvolle Lehrmethode. Im Extremfall kann das zu einem Dialog mit derartigen Gedankensprüngen führen, daß es nahezu unmöglich wird zu folgen:

STUDENT: »Die Patientin hat eine Nierenerkrankung, die einer Glomerulonephritis entspricht.«
VISITIERENDER ARZT: »Gab es in der nahen Vergangenheit irgendwelche Infektionen?«
STUDENT: »Die Antistreptolysintiter sind nicht erhöht.«
VISITIERENDER ARZT: »Hatte sie einen Gesichtsausschlag?«
STUDENT: »LE-Histologie und antinukleäre Antikörper waren negativ.«
VISITIERENDER ARZT: »Hat sie Veränderungen am Augenhintergrund?«
STUDENT: »Der Glukosetoleranztest war normal.«

VISITIERENDER ARZT: »Haben Sie an eine Rektalbiopsie gedacht?«
STUDENT: »Die Zunge ist nicht vergrößert.«

Das ist eine Gratwanderung, ohne in die Täler zu gehen. Übersetzt hat der Arzt zuerst gefragt, ob die Glomerulonephritis durch einen Streptokokkeninfekt verursacht wurde; als zweites, ob ein Lupus dahinter steckt; als drittes wurde nach einer Zuckerkrankheit gefragt; und schließlich, ob eine Amyloidose die Ursache ist. Der Student verneint jede Diagnose, indem er unauffällige Befunde erwähnt. Weder Lehrer noch Student spezifizieren die Diagnose; das Spiel besteht darin, herauszufinden, wovon der andere spricht, ohne zu sagen, was es ist.

Diese sokratische Tradition des medizinischen Unterrichts stammt noch aus einer Zeit, in der die Medizin eine Lehre im strengsten Sinne war. Die sokratische Methode hat den Vorteil, unförmlich zu sein. Während der Arbeitsrunden kann der *Resident* den Studenten ganz nebenbei fragen: »Was machen wir, um zu sehen, ob Mrs. Jones die richtige Digitalisdosis bekommt?« Der Chirurg kann bei seiner Operation innehalten, um den Studenten zu fragen: »Was würde passieren, wenn ich diesen Nerv hier durchschneiden würde?« Es ist eine gute Methode, um den Studenten ständig sein Wissen wiederholen zu lassen, und in den meisten Fällen funktioniert es sehr gut.

Warum wird nicht einfach eine Tatsache festgestellt, als Erklärung, zur Erbauung des Studenten? Es gibt nur einen einzigen richtigen Grund dafür: Die meisten Medizinstudenten sind müde. Eine Vorlesung ist ein Signal für den Studenten, abzuschalten, sich auszuklinken, ein wenig zu schlafen. Zum Teil ist das eine erlernte Reaktion. In den ersten beiden Jahren des Medizinstudiums hat man für gewöhnlich vier Stunden Vorlesung und fünf Stunden Praktikum an einem Tag. Die Studenten, die außerdem noch bis spät in die Nacht hinein über ihren Büchern sitzen, lernen während der Vorlesungen zu schlafen. Dieses Muster wird in den klinischen Jahren fortgeführt. Man kann Vorlesungen für Studenten und House Officers im Krankenhaus beobachten, bei denen zwischen 20 und 50 Prozent der Klasse zusammengesunken in ihren Stühlen sitzen. Der Dozent achtet nicht darauf. Für einen Dozenten ist das keine Beleidigung, sondern einfach nur eine unabänderliche Tatsache. Jeder akzeptiert es, jeder erwartet es.

Der einzige Weg, dieses Einschlafen zu verhindern, ist, Fragen zu stellen. Das soll das Lernerlebnis aktiver und weniger passiv gestalten. Aber das Unterrichten anhand von Fragen ist ausgesprochen schwierig, was jeder weiß, der schon einmal versucht hat, einen geplanten Text wiederzugeben. In idealer Weise führen die Fragen stufenweise von einer Tatsache zur nächsten, so daß der Student von Dingen, die er kennt, hingeleitet wird zur Ableitung von Dingen, die ihm unbekannt sind. Aber die normalerweise ungeordnete Folge von Fragen zieht oft nur einen fragenden Blick und eine geratene Antwort nach sich.

Aus irgendeinem Grund ist die Lehrmethode durch Frage und Antwort eine Besonderheit professioneller Ausbildung. Sie ist üblich in den Fachbereichen Jura, Medizin und Betriebswirtschaft, und praktisch unbekannt in den anderen Fakultäten. Die besten Lehrer können sie sehr effektvoll einsetzen; die meisten Lehrer sind jedoch nicht sehr begabt.

Das System ist fast immer erfolgreich, wenn man es am einzelnen anwendet – und fast sicher erfolglos bei großen Gruppen. Ich habe einen Diabetesspezialisten in ein Zimmer voller Studenten im dritten Jahr gehen sehen, der seine Hände rieb und sagte: »Okay. Nehmen wir einmal an, Sie haben da einen diabetischen Patienten. Er hat einen Blutzucker von 300. Was für eine Diät verschreiben Sie ihm?« Keiner im Raum hatte auch nur die blasseste Ahnung. »Wieviel Kohlenhydrate wollen Sie ihm geben?« fragte der Dozent. Niemand wußte es; niemand sagte etwas. Schließlich zeigte er auf einen Studenten und wollte unbedingt eine Zahl hören. »Neunzig Gramm?« sagte der Student. »Falsch!« sagte der Dozent und ging im Zimmer umher, bis schließlich jemand 100 Gramm sagte, die Zahl, die er hören wollte. »Und mit wieviel Insulin soll er anfangen?« fragte der Dozent und das Spiel ging von vorne los.

Es wäre schön, wenn solche Beispiele untypisch für die medizinische Ausbildung wären, aber sie sind eher die Regel als die Ausnahme. Studenten müssen sich ziemlich hineinknien, um bei solchen Lehrmethoden die Medizin zu lernen. Man hat oft den Eindruck, daß die medizinische Ausbildung gegen ihren Willen funktioniert.

Nützliche Änderungen können in allen Bereichen dieses Prozesses gemacht werden – Änderungen bei den Studenten, bei den Lehrern, bei den Lehrmethoden. Von alledem ist nur eines wahrscheinlich: das bisher übliche Schema, nach welchem ein Student oder House Officer jeden zweiten Tag Nachtdienst hat, wird langsam aufgegeben. Immer mehr Krankenhäuser wechseln zu einem 1:3-Schema, was einen bedeutenden Unterschied darstellt. Der Student oder House Officer schläft zwar nach wie vor den ersten Abend nach seiner Schicht durch. Am zweiten Abend kann er lesen, und während des Tages ist er wacher, aufmerksamer. Dadurch wird eines der ältesten Paradoxe der medizinischen Ausbildung ausgelöscht – die Tatsache, daß das Krankenhaus behauptet, eine hervorragende Umgebung zum Lernen zu bieten, während es seinen Studenten systematisch den Schlaf entzieht.

Eine Änderung bei den Lehrenden ist unwahrscheinlicher. Klinische Lehrstellen sind mit einem gewissen Status behaftet; ein privat praktizierender Arzt sagt gerne von sich, daß er »ein wenig Zeit mit den Studenten verbringt«. Zugleich hat das Lehren jedoch keinen besonders hohen Stellenwert innerhalb der akademischen Hierarchie; die Medizin, wie jedes andere Fach auch, richtet sich dabei eher nach den wissenschaftlichen Veröffentlichungen. Das führt dazu, daß es eine Vielzahl eher beiläufiger Lehrer gibt, die nur wenige Stunden im Jahr mit den Studenten zubringen. Diese Menschen – wie zum Beispiel der Diabetesexperte, der einmal alle drei Monate ins Krankenhaus kommt, um ein kleines Seminar abzuhalten – sind die bösartigsten. Sie sind nicht sonderlich am Lehren interessiert; sie versuchen nicht, es gut zu machen; sie haben nicht genügend Erfahrung mit Studenten, um zu wissen, wie man mit ihnen reden muß; sie haben keine Ausbildung in Rhetorik erhalten und messen einer guten Didaktik keine Bedeutung zu.

Wenn man sich über diese Leute beklagt, dann sollte man vielleicht erwähnen, daß die Medizin schon recht hat, wenn sie sagt, daß die privat praktizierenden Ärzte einen großen Erfahrungsschatz haben, der an Studenten weitergegeben werden müßte. Unglücklicherweise ist das nicht der richtige Weg, um dies zu tun.

Die Lehrmethoden müßten von Grund auf neu überdacht werden. Dies geschieht auch – es geschah schon immer. Die Studienprogramme ändern sich, neue Kurse entstehen, andere verschwinden, es werden große Vorlesungen über die Ausbildung gehalten, in denen Cushing und Osler zitiert werden, aber in gewisser Weise hat sich die Qualität der medizinischen Ausbildung in keiner Weise geändert.

Die Methodik bleibt weiterhin verblüffend. Die Ansicht, daß das Thema für die jeweilige Lehrmethode geeignet sein sollte; der Gedanke, daß einige Dinge am besten in Vorlesungen, andere in Seminaren und wieder andere im Einzelunterricht vermittelt werden; das Verstehen des qualitativen Unterschieds zwischen der Vorlesung, dem Dia, der bedruckten Seite und dem tatsächlichen Erleben – all diese Dinge fehlen seit jeher in der Medizin.

Die zukünftigen Dozenten der Medizin werden wahrscheinlich

kopfschüttelnd auf unser Lehrkrankenhaus zurückblicken und sich wundern, wie das »Patientenmaterial« verwendet wurde. Man könnte sagten, daß diese Verwendung momentan extrem ineffizient ist. Der einzelne Patient in einem Lehrkrankenhaus wird nicht intensiv für Lehrzwecke benutzt. Ein ungewöhnlicher Fall wird vielleicht von 50 oder 60 Leuten angeschaut. Der durchschnittliche stationäre Patient hingegen wird von wesentlich weniger Leuten gesehen.

Die Notwendigkeit, einen Patienten direkt zu begutachten, ist ein wichtiger Teil der medizinischen Ausbildung; man muß mit vielen kranken Individuen und vielen verschiedenen Krankheitssymptomen konfrontiert werden. Das ist nötig, weil es erstens so viele Krankheiten und zweitens so viele verschiedene Ausprägungen einer Krankheit bei verschiedenen Menschen gibt. Um einen richtig tiefgehenden Erfahrungsschatz auf breiter Basis zu sammeln, braucht man viel Zeit; ein Student oder ein House Officer muß jahrelang ganztägig im Krankenhaus gewesen sein. Sonst fehlen ihm lebenswichtige Erfahrungen.

Inzwischen gibt es ja Möglichkeiten, »den Patienten für zukünftige Demonstrationen aufzubewahren«. Lehrsammlungen von Röntgenbildern gibt es schon seit Jahren, wodurch die Studenten eine breite röntgenologische Schulung erhalten, ohne daß sie auf die jeweiligen Patienten warten müssen. Aber das ist nur der Anfang; man kann den Aspekt und die wichtigsten körperlichen Befunde auf einem Videoband dokumentieren; man kann sogar eine Befragung und die Anamneseerhebung aufnehmen. Durch solche Techniken können Hunderte von Studenten über mehrere Jahre hinweg mit einem einzigen Patienten Erfahrungen sammeln.

Und man kann noch weiter gehen. Beispielsweise ist eine der schwerwiegendsten Einschränkungen in der modernen klinischen Ausbildung, daß der Student den Patienten nicht wirklich benutzen kann, um mit ihm »zu üben«. Während Fehler ein wichtiger Teil eines jeden Lernprozesses sind, dürfen sie im Krankenhaus nicht passieren, und es wird davor gewarnt – was auch seine Richtigkeit hat.

Man braucht eine Art Wegwerf-Patient, dem man durch Fehler keinen Schaden zufügen kann. Man könnte sagen, daß dieser Wegwerf-Patient in der Vergangenheit von der Gesellschaft in Form der sozial Schwachen geliefert wurde (zumindest war das der allgemein verbreitete Glaube); aber diese Aufgabe kann jetzt von der Technik übernommen werden. Anästhesisten haben eine lebensechte Plastikpuppe entwickelt, an der die Studenten üben können; diese Puppe kann allergische Reaktionen auf Narkosemittel, Herz- und Atemstillstand und eine Vielzahl anderer ernsthafter Komplikationen imitieren. Der Student kann ungestraft an der Puppe üben. Bisher gibt es etwas Vergleichbares nur in Form der verstorbenen Patienten, an denen chirurgische Praktiken geübt werden können. Wir werden in Zukunft noch viel mehr davon kennenlernen.

Zum Beispiel könnte ein Lehrprogramm in den Computer geladen werden, das dem Studenten die Möglichkeit gibt, dem Patienten Fragen zu stellen und Antworten zu bekommen. Auf der Basis solch einer Befragung kann der Student eine Diagnose stellen und eine Therapie anordnen. Der Computer kann den Studenten dann informieren, was die Konsequenz seiner verschriebenen Medikamente ist.

Tatsächlich werden solche Methoden im dritten Teil des Staatsexamens – der Teil, den die *Interns* vor der Approbation machen – schon verwendet. Das Examen enthält unter anderem Filmclips von Patienten, gefolgt von Fragen über die Erkrankung des Patienten. Es enthält auch einen sehr interessanten Teil mit kurzen Krankengeschichten, gefolgt von speziellen Fragen wie: »Was würden Sie als erstes mit dem Patienten tun?« Nach jeder Frage folgt eine Reihe von möglichen Antworten wie: »Eine intravenöse Flüssigkeitszufuhr beginnen«, »Antibio-

tika geben«, »Digitalis geben« und so weiter. Hinter jeder Antwort ist ein verdecktes Feld.
Der Student wählt die Therapie, die er für richtig hält, und radiert das Feld frei, um zu sehen, was die Folge seiner Wahl ist. Wenn er korrekt gewählt hat, wird die Antwort ermutigend sein: »Dem Patienten geht es besser.« Wenn er falsch lag, dann wird die Antwort eher lauten: »Der Patient stirbt.«
Unter Verwendung dieser Techniken ist es möglich, den Studenten bestimmte klinische Situationen durchleben zu lassen, die er auf andere Weise nie zu sehen bekäme. Es ist außerdem möglich, dem Studenten eine Problematik nahe zu bringen. Man könnte zum Beispiel die verschiedenen Krankengeschichten von einem Dutzend Patienten mit Hyperthyreoidismus programmieren und den Studenten alle durcharbeiten lassen, damit er eine Vorstellung davon bekommt, wie unterschiedlich von Fall zu Fall gehandelt werden muß.
Nichts davon wird jemals die direkte Erfahrung am Patienten ersetzen können, aber sicher werden diese Erfahrungen erweitert werden – und das sehr bald. Es gibt zwei Gründe, warum solche Techniken schnell beliebt sein werden.
Zum einen wächst langsam der Widerstand gegen die lange medizinische Ausbildungszeit. In unserem Land ist ein Arzt schon halb unter der Erde, ehe er eine Praxis aufmachen kann – und der Trend geht zu noch längeren Ausbildungszeiten hin, nicht zu kürzeren. Gleichzeitig werden jedoch mehr Ärzte benötigt, und es gibt Leute, die sagen, daß man dieser Notwendigkeit zum Teil mit einer kürzeren Ausbildungszeit begegnen könnte. Es wächst außerdem der Verdacht, daß im reichen Amerika einige der begabtesten jungen Menschen die Medizin scheuen, weil die Ausbildungszeit so lange ist.
Wie alle anderen Ausbildungssektoren hat auch die Medizin die Flut neuer wissenschaftlicher Erkenntnisse zu spüren bekommen; die Reaktion der Ausbilder war vorhersehbar – sie verlängerten

die Zeit der theoretischen Ausbildung mit zunehmendem Umfang des Lehrstoffs. Das kann nicht unendlich so weiter gehen, und die Spezialisierung – das Aufbrechen des Wissens in immer kleinere Bereiche – wird nicht die Lösung für alles ein.
Als Notlösung haben die Medizinischen Hochschulen die Anzahl der Ausbildungsjahre konstant gehalten, dafür die Stundenzahl pro Woche vergrößert. Medizinstudenten in Harvard müssen also jetzt zweimal so viele Unterrichtsstunden absitzen wie Jura- oder Wirtschaftsstudenten. Das macht aus der medizinischen Ausbildung gezwungenermaßen ein passives Geschehen. Es verhindert, daß der Student das einzig wirklich Wichtige lernt – wie er sich selbst weiterbilden kann, wenn er später einmal praktizierender Arzt ist.
Für die medizinischen Hochschulen gibt es nur zwei Lösungen: weniger zu lehren oder effizienter zu lehren. Die Medizin hat sich beharrlich geweigert – was manchmal weise war, manchmal auch nicht –, weniger zu lehren. Änderungen im Studienablauf sind Tradition, aber sie gehen nur langsam vonstatten (John Foster sagte, daß »es einfacher ist, einen Friedhof zu verlegen, als den Ablauf der medizinischen Ausbildung zu verändern«). Und sie scheinen nie den ganzen Stoff verarbeiten zu können. Die momentane Verwaltungsstruktur der medizinischen Schulen scheint nicht zu erlauben, den Ablauf zu kürzen. Die Dozenten müssen also Mittel finden, schneller zu lehren. Das ist die einzige Lösung.

Wenn es schon schwer ist, Student zu sein, dann ist es noch schwerer, ein guter visitierender Oberarzt zu sein, denn ein visitierender Arzt hat die schwierigste Lehraufgabe der Welt. Seine Studenten-»Klasse«, *Interns* und *Residents*, ist klein, aber die Tiefe ihres Wissens ist verschieden. Und der visitierende Arzt muß sich bemühen, jedem einzelnen etwas beizubringen. Sein Lehrfach ist das gesamte medizinische Wissen. Er muß gleichzeitig als Ratgebender, Bibliothekar, Redner und am Krankenbett als Vorbild fungieren. Es macht Spaß, einem guten Arzt dabei zuzusehen. Innerhalb einer Stunde kann er dem Studenten zuhören, ihn ausfragen, zu einer Diagnose kommen, aus dem Stegreif eine zehnminütige Vorlesung über einen Aspekt der Diagnose halten, ein oder zwei lustige Anekdoten einwerfen, den Patienten anschauen und mehr Informationen herausbekommen als die Studenten und House Officers zusammen, dabei einen seltsamen körperlichen Befund demonstrieren, dann in den Korridor treten und die gesamte Situation innerhalb weniger Minuten zusammenfassen.

Um dann zum nächsten Patienten überzugehen.

Der ganze Vorgang setzt ein breites Wissen, eine gute Organisation und unbändige Energie voraus. Er ist zugleich die letzte Station in dem Prüfungssystem – die Prüfung der Studenten durch die *Interns* und die Prüfung von allen durch die visitierenden Oberärzte.

Was bedeutet das alles für den Patienten? Die meisten Ärzte in den Lehrkrankenhäusern glauben, daß die Patientenversorgung dadurch verbessert wird. Dr. Robert Ebert, der Dekan der Harvard Medical School, meint: »Es ist wesentlich einfacher, auf die Fehler eines inkompetenten *Interns* zu achten als auf die eines inkompetenten privat praktizierenden Arztes. Es ist eine Ironie unseres Gesundheitssystems, daß einem schwerkranken Patienten auf einer gewöhnlichen Station mehr Aufmerksamkeit und eine bessere Behandlung zuteil wird als einem Patienten auf der Privatstation.«

Diese Betrachtungen veranlassen Dr. Ebert dazu, von »den Privilegien, für die Lehre benutzt zu werden«, zu reden. Das ist ein Gedanke, der den meisten Privatpatienten fremd ist. Dennoch wird unsere Definition des »Lehrpatienten« momentan komplett umgekrempelt, aus einem der fundamentalsten Gründe: Geld. Die finanzielle Struktur des Krankenhauses ist im

Wandel begriffen, und damit wird sich auch alles andere ändern.

Ursprünglich wurden das Massachusetts General und ähnliche Krankenhäuser gegründet, um für die kranken *Armen* zu sorgen. Die Patienten, die in das Krankenhaus kamen, waren einverstanden, im Austausch für die medizinische Versorgung, die sie sonst nicht bekommen konnten, für Lehrzwecke benutzt zu werden. Es gab praktisch überhaupt keine Privatpatienten im Krankenhaus. Alle Menschen, die es sich leisten konnten, zogen es vor, zu Hause behandelt – und wenn nötig, auch operiert – zu werden. Noch zu Beginn des Jahrhunderts war das Krankenhaus kein Ort für Wohlhabende. Als das Peter Bent Brigham Hospital in Boston im Jahr 1913 erbaut wurde, waren keine Betten für Privatpatienten geplant.

Bald darauf begannen sich die Dinge zu ändern. Durch die Entwicklung der Narkose wurde mehr operiert. Der Gebrauch der Lister-Methode der Antisepsis reduzierte die hospitalinduzierten Infektionen und Epidemien. Das Krankenhaus wurde langsam zu einem Ort für alle ernsthaft Erkrankten, gleichermaßen für selbst zahlende und mittellose Patienten. Im Jahre 1917 baute das MGH einen Pavillon eigens für die Behandlung von Privatpatienten, 1930 einen weiteren. Bis 1935 waren 40 Prozent der Betten des Krankenhauses von Privatpatienten belegt. 1955 waren es schon fast 50 Prozent. 1967 gingen etwa 60 Prozent der aufgenommenen Patienten in die Privatpavillons. Doch diese Zahlen vermitteln noch kein genaues Bild, denn auch auf den »normalen« Stationen gibt es beinahe niemanden, der sich die medizinische Behandlung nicht leisten kann. Zur Zeit haben etwa 85 Prozent aller Patienten des MGH irgendeine Form einer Krankenversicherung – und die meisten dieser Patienten sind sehr wohlhabend, nicht arm.

Die Bezahlung der medizinischen Versorgung durch Versicherungen, ob durch das *Blue Cross*, die staatliche Fürsorge oder

Medicare, hat die Stellung des Lehrkrankenhauses grundlegend verändert. Einfach ausgedrückt, es ist nicht mehr möglich, eine kostenlose Behandlung für Lehrzwecke anzubieten; beinahe jeder kann seine Versorgung bezahlen, sich einen privaten Arzt und ein privates oder halbprivates Zimmer leisten.

Das MGH ist, während dieses Buch geschrieben wird, dabei, einige Stationen zu schließen. Einige andere Krankenhäuser haben das schon getan. Solche strukturellen Veränderungen sind relativ einfach, aber eines der größten Probleme bleibt bestehen. Es gibt keine armen Patienten mehr, und kein Privatpatient möchte ein »Lehrpatient« sein, da das eine nicht zum anderen paßt.

Was ist die Lösung? Darauf gibt es natürlich nur zwei Antworten. Entweder man hört auf zu lehren, oder die Privatpatienten werden für Lehrzwecke benutzt. Die erste Lösung ist unpraktisch, die zweite extrem kontrovers. Aber es steht in den Karten: Es wird die Zeit kommen, in der die Privatpatienten für die Lehre verwendet werden. Solch ein Programm ist schon von einem anderen Bostoner Krankenhaus, dem Beth Israel, entwickelt worden. Dort liegen »normale« und private Patienten Seite an Seite, und alle Patienten, ob sie private Ärzte haben oder nicht, werden vom Hauspersonal versorgt.

Nun mag all das unwichtig erscheinen. Schließlich sind nur zwei Prozent aller Krankenhäuser in Amerika Lehrkrankenhäuser. Der Rest hat solche Probleme nicht. Wenn das Lehrkrankenhaus wirklich eine bessere medizinische Versorgung gewährleistet – wenn diese Behauptung mehr ist als nur eine Argumentation, um Privatpatienten dazu zu überreden, sich für das Herumstochern und -tasten von Studenten und *Interns* zur Verfügung zu stellen –, sollten dann nicht alle Krankenhäuser die Methoden eines Lehrkrankenhauses übernehmen? Sollten nicht alle Patienten die Vorteile des Systems genießen können?

Es gibt einige praktische Überlegungen, zum Beispiel die Ver-

fügbarkeit von *Interns* und *Residents*, aber wir können diese ignorieren und uns einfach die Qualität, die Vor- und Nachteile der Versorgung von Lehrpatienten näher ansehen.
Ganz sicher gibt es die klassischen Vorteile. Die Tatsache, daß die *Residents* gewissermaßen im Krankenhaus leben, bedeutet, daß mehr Ärzte da sind, Tag und Nacht, um akute Notfälle zu versorgen. Einen Patienten mit dem besten Privatarzt der Welt wird es wenig trösten, daß sein Arzt im Büro sitzt, wenn er einen Herzstillstand erleidet.
Zweitens können die angestellten Akademiker und Forscher des Krankenhauses behaupten, aktueller und spezieller informiert zu sein sowie eine tiefergehende, breitere Kenntnis zu besitzen als andere Häuser; ein Fakt, der bei der heutigen Geschwindigkeit der Entwicklungen in der Medizin nicht ohne Bedeutung ist. Ein privat praktizierender Arzt kann da nie mithalten. Die Auswirkung auf die Patientenversorgung kann manchmal beachtlich sein. Während des größten Teils der Medizingeschichte war es ziemlich egal, ob der Arzt aktuell informiert oder zehn Jahre hinter dem Wissensstand herhinkte; gegenwärtig macht es bereits etwas aus, wenn er nur ein Jahr im Verzug ist. Daher ist einer der größten neuen Anziehungspunkte des Lehrkrankenhauses der Kenntnisstand in der Patientenversorgung
Drittens führt die akademische Orientierung des Personals dazu, daß sie schwierige Probleme mit ungewöhnlicher Vehemenz angehen, indem sie die medizinische Literatur durchsehen, das Labor und andere Quellen der Institution benutzen. Endlose Diskussionsrunden der angestellten Ärzte (auch während der Visiten) bedeuten, daß mehrere Meinungen zu einem Problem geäußert werden. Ein Patient mit einer seltenen Krankheit oder einer schwierigen Diagnose wird daher viel Aufmerksamkeit erfahren – viel mehr, als ein einzelner Arzt ihm je geben könnte.
Viertens ist das Krankenhaus – auf Ausbildung und Forschung ausgerichtet – kritisch gegenüber allen medizinischen Metho-

den, auch gegenüber den eigenen. Jeder Arzt muß sich von vielen anderen über die Schulter schauen lassen, und das minimiert seine Fehlermöglichkeit. Daher ist ein Lehrpatient bis zu einem gewissen Grad »sicherer« als ein Privatpatient.

All das wird klar, wenn man sich Mrs. Murphys Geschichte anschaut. Sie ist eine Patientin mit einer ungewöhnlichen, aber nicht seltenen Krankheit – einer Krankheit, die jedoch in außergewöhnlicher Art zutage getreten ist. Mrs. Murphy ging zunächst zu einem privat praktizierenden Arzt, der ihre Beschwerden mit den geschwollenen Beinen behandelte, als habe sie eine Herzinsuffizienz. Es wurde nicht besser. Dann ging sie in ein städtisches Krankenhaus, wo aufwendigere Untersuchungen gemacht wurden. Dort wurde korrekt festgestellt, daß sie eine Erkrankung der Leber hatte, aus dem Magen-Darm-Trakt blutete und an einer hämolytischen Anämie litt. Jedes Problem hätte von einem niedergelassenen Arzt festgestellt werden können, mit Hilfe eines privaten Labors, aber aus unerklärlichen Gründen war das nicht der Fall gewesen.

Im städtischen Krankenhaus wurden außerdem Hinweise auf Bauchspeicheldrüsenkrebs gefunden. Dieser Verdacht konnte nicht bestätigt werden. (Außerdem wurde ein wichtiger Befund, der nichts mit ihrer Grunderkrankung zu tun hatte, übersehen. Dies wurde im vorherigen Abschnitt nicht erwähnt, um zu vermeiden, daß die ohnehin schon verzwickte Geschichte noch komplizierter wurde. In dem Bericht, der an das MGH geschickt wurde, stand jedenfalls, daß die Untersuchung des Unterleibs unauffällig war. Tatsächlich fand man jedoch bei Mrs. Murphy einen haselnußgroßen Polypen am Muttermund. Man konnte ihn leicht tasten und gut sehen. Der einzig vernünftige Schluß daraus ist, daß in dem anderen Krankenhaus in Wirklichkeit keine Untersuchung des Unterleibs vorgenommen wurde.) Der einzige Grund, warum Mrs. Murphy ins MGH verlegt wurde, war die Verdachtsdiagnose.

Zwei Bemerkungen sollten zu dieser Geschichte gemacht werden. Erstens, daß das MGH eine große Anzahl von Patienten bekommt, bei denen keine Diagnose gestellt werden konnte. Man kann leicht den Eindruck gewinnen, daß alle niedergelassenen Ärzte unfähig und alle städtischen Krankenhäuser inkompetent seien. Aber in Wirklichkeit erhält die große Mehrheit der Patienten eine korrekte Diagnose, wird gut behandelt und kommt niemals ins MGH.

Zweitens, kein medizinisches System ist perfekt. Lehrkrankenhäuser machen genauso Fehler wie niedergelassene Ärzte und städtische Häuser. Jedes Krankenhaus in Boston freut sich darüber, Patienten von anderen Häusern zu bekommen und Diagnosen zu stellen, die andere nicht gefunden haben. Bei Mrs. Murphys Geschichte geht es also nicht darum, das Lehrkrankenhaus zu glorifizieren, sondern es geht vielmehr darum, daß diese Frau, mit einer komplizierten Erkrankung und ungewöhnlichen Symptomen, neun Tage lang von Akademikern durchleuchtet wurde, bis eine Diagnose gestellt werden konnte. Sie wurde in eine Umgebung versetzt, die für solche Untersuchungen eingerichtet ist. Eine Vielzahl von Menschen – von den Studenten bis zum Chefarzt – hat sie gesehen, untersucht und Vorschläge zu ihrer Behandlung gemacht. Und so kam es schließlich zu einer Diagnose, die auf andere Art möglicherweise nie gestellt worden wäre.

Parallel gibt es einige klassische Klagen über die Lehre bei der Patientenversorgung, sowohl von den Patienten als auch von den Ärzten. Die Patienten wollen nicht häufig untersucht werden und ihre Geschichte ständig wiederholen müssen. Die Ärzte beklagen sich, daß die akademische Ausrichtung des Lehrbetriebs dazu führt, daß überflüssige Laboruntersuchungen, eine übertriebene Diagnostik und weniger schnell wirksame Behandlungen gemacht werden, daß die Aufenthalte auf den Stationen länger werden und schließlich die Kosten für die Behandlung steigen. Ohne Frage enthalten diese Klagen etwas Wahrheit.

Zum Beispiel ist es relativ einfach, den Protest eines Patienten mit einer unbekannten Krankheit abzutun, der sagt, daß er von zu vielen verschiedenen Leuten zu oft untersucht wurde. Es ist in seinem Interesse, daß er von vielen untersucht wird, zumindest, bis man zu einer Diagnose gekommen ist. Es ist jedoch weniger leicht, die Klagen eines Patienten zu überhören, der vielleicht, ohne es zu wissen, ein »klassischer Fall« ist, weder selten noch ungewöhnlich. Ein intelligenter Patient mit der eindeutigen Krankengeschichte eines Magengeschwüres wird möglicherweise von zahlreichen Studenten besucht, die von einem Dozenten zu ihm geschickt werden, der ihnen sagt: »Mrs. Jones hat eine gute Anamnese und schöne Befunde.« Und noch schlimmer, wenn der Patient sich bei einem *Resident* beklagt, kann der *Resident* die Klage gar nicht weitergeben. Niemand hat den Überblick, wie viele Studenten einen bestimmten Patienten gesehen haben. Es ist unmöglich, zu wissen, ob er sich bei zwei oder zwanzig Oberärzten beschwert hat.* Die Frage der übertriebenen und unnötigen Laboruntersuchungen ist schwierig zu beurteilen. Jeder, der in einem Krankenhaus arbeitet, sieht Patienten, bei denen unter dem Deckmantel eines »gründlichen Check-ups« zu viele Untersuchungen gemacht werden; jeder hat schon gesehen, wie diagnostische Techniken zumindest teilweise deswegen durchgeführt wurden, damit der *Resident* praktische Erfahrung sammeln konnte. Diese Fälle sind selten, aber sie bleiben einem im Gedächtnis haften.

Oft kommt es dadurch zu schwierigen Streitfällen. Die Proble-

---

* Trotz des oben Gesagten sehen die meisten Patienten nicht viele Studenten. Eine nicht unbeträchtliche Prozentzahl bekommt niemals einen Studenten zu Gesicht.

matik kommt im folgenden Gespräch zwischen einem besonders unangenehmen Studenten und einem besonders unbeliebten visitierenden Oberarzt zum Ausdruck. Der Patient, um den es geht, litt an einer gut dokumentierten obstruktiven Lungenerkrankung mit fortgeschrittenem Emphysem. Er war ständig an der Beatmungsmaschine.

OBERARZT: »Glauben Sie, daß es notwendig ist, einen Herzkatheder zu schieben und den Pulmonalarteriendruck bei diesem Mann zu messen?«

STUDENT: »Nein.«

OBERARZT: »Fällt Ihnen ein, was für eine zusätzliche Information wir aus dem Pulmonalarteriendruck gewinnen können?«

STUDENT: »Nein.«

OBERARZT: »Wir wissen, daß das Lungenemphysem erheblich fortgeschritten ist und daß die Schwere der Symptomatik zunimmt, wenn der Pulmonalarteriendruck erhöht ist.«

STUDENT: »Werden Sie dann die Therapie ändern?«

OBERARZT: »Ich glaube nicht, daß das von Bedeutung ist.«

STUDENT: »Die Untersuchung mit einem Pulmonaliskatheter ist mit Komplikationen belastet.«

OBERARZT: »Ja, aber die Rate ist sehr gering.«

STUDENT: »Aber sie existiert. Wenn es Ihr therapeutisches Vorgehen nicht ändert, wie können Sie die Untersuchung dann rechtfertigen?«

OBERARZT: »Ich glaube nicht, daß Sie sagen können, es ändere gar nichts bei unserem therapeutischen Vorgehen.«

STUDENT: »Inwiefern wird also die Therapie verändert werden?«

OBERARZT: »Auf lange Sicht. Zum Beispiel können wir in unserem Funktionslabor VD/VT-Messungen durchführen, was in vergleichbaren Labors nicht getan wird. Wir haben festgestellt, daß das sehr nützlich ist.«

STUDENT: »Dieser Mann hat ein Emphysem. Er ist 73. Er wird sterben.«

OBERARZT: »Wir sind trotzdem verpflichtet, alles über seine Erkrankung zu lernen.«

STUDENT: »Aber das wird ihm nichts bringen.«

OBERARZT: »Die Pulmologische Abteilung hat zahlreiche Funktionen. Wir sind zu gleichen Teilen in Forschung und Therapie engagiert.«

STUDENT: »Werden Sie dem Patienten sagen, daß diese Untersuchung ihm nicht weiterhilft, daß sie nur aus Neugierde vorgenommen wird?«

OBERARZT: »Ich würde es nicht Neugierde nennen.«

STUDENT: »Dann leiten Sie gerade eine Studie darüber? Gibt es ein Studienprotokoll? Ist dieser Patient Teil einer definierten Studienpopulation?«

OBERARZT: »Nein, aber wir sammeln Daten. Alle Patienten hier sind für die Forschung da.«

Vermutlich am häufigsten wird am akademischen Dienst kritisiert, daß »die Ärzte nicht an den Patienten, sondern nur an den Krankheiten interessiert sind«. Ein schwerwiegender Vorwurf, den es schon sehr lange gibt. Oliver Wendell Holmes sagte 1867, daß er keinen klinischen Forscher als Arzt haben wolle: »Ich will einen ganzen Mann als Arzt, keinen halben.« (Holmes, der Lehrer war, hatte eine ziemlich radikale Meinung zum medizinischen Lehrsystem: »Was ist das für Zeug, mit dem ihr das Hirn der jungen Leute vollstopft, die einmal das Leben der Menschen unserer Gemeinde in der Hand haben werden? Hier ist ein Mann mit einem epileptischen Anfall; ihr könnt mir alles über die acht Schichten der zwei Fortsätze des Gaumenbeins sagen, aber ihr seid nicht auf die Idee gekommen, den Hemdkragen des Mannes zu öffnen, und die alten Damen halten euch immer noch für Narren.«)

Die klinische Forschung hat Interessenkonflikte aufgeworfen und die Treuepflichten geteilt. Ein Gastroenterologe wird zu einem Patienten gerufen, um sich seinen Bauch anzusehen und Stellung dazu zu nehmen; und bis zu einem gewissen Grad sind die Ärzte, die um seine Meinung gebeten haben, mehr am Magen des Patienten interessiert als an seiner Person. Die Konsequenz davon kann sein, daß man den Lehrpatienten mit zahlreichen Menschen umgibt, die an seinen Symptomen, aber weniger an dem Patienten selbst interessiert sind. Der Patient wird ausgezeichnet, aber unpersönlich versorgt – wenn diese beiden Begriffe sich nicht gegenseitig ausschließen.

Der Gedanke, daß eine Konzentration auf die Krankheiten zu einer schlechten Krankenversorgung führen könnte, wird nach wie vor vehement von den Akademikern abgelehnt. Aber es ist ein schlechtes Zeichen, daß zum Beispiel das pathologische Kolloquium im MGH, bei dem früher einmal der Verlauf der Krankheit eines verstorbenen Patienten durchgesprochen wurde, um darüber zu diskutieren, ob man mehr für ihn hätte tun können, heute praktisch nur noch Lehrzwecken dient: man redet über die Erkrankung des Patienten und nicht über den Patienten selbst. (Das stimmt nur für den internistischen Teil der Klinik. Das pathologische Kolloquium der Chirurgen beschäftigt sich immer noch mit dem Krankheitsverlauf des Patienten. Im allgemeinen sind die Chirurgen wesentlich pragmatischer und weniger akademisch als die Internisten – einer der Gründe für die Reibung zwischen den beiden Gruppen.)

Man kommt schließlich zu dem Schluß, daß die Patientenversorgung in einem Lehrkrankenhaus nicht besser oder schlechter, sondern einfach nur anders als in anderen Häusern ist. Manche Patienten profitieren von diesem Unterschied mehr, manche weniger. Ein Patient mit einer ungewöhnlichen Krankheit ist in einem Lehrkrankenhaus besser untergebracht, wo man ihn genau durchleuchten und immer wieder von neuem begutachten wird. Ein Patient mit einer häufigen, gut erforschten Erkrankung wird wahrscheinlich bei einem niedergelassenen Arzt außerhalb des Lehrbetriebs schneller und besser behandelt werden.

Das scheint ein hervorragendes Argument dafür zu sein, das Lehrkrankenhaus zu einer Referenzinstitution zu machen, was schon bei einigen Häusern geschehen ist. Aber es gibt zwei Gründe dafür, dies zu mißbilligen.

Erstens bedeutet es, daß die Erforschung der häufigsten – und daher auch, wie man behaupten könnte, wichtigsten – Erkrankungen aufhört. Das ist unklug; es gab im Laufe der Medizingeschichte schon viele Beispiele, bei denen ein Forscher sich »auf altes Terrain begeben« und neue, wichtige Erkenntnisse gewonnen hat. Reginald Fitz stürzte sich auf die »Perityphlitis« und erkannte die Appendizitis, wodurch die Entwicklungsgeschichte der Chirurgie maßgeblich beeinflußt wurde.

Zweitens werden dabei die Menschen vergessen, die im Einzugsbereich des Krankenhauses leben. Sie werden das bald bemerken und sich über die Tatsache ärgern, daß das Krankenhauspersonal zwar hervorragend mit Onkel Joes unaussprechlichem lateinischen Gebrechen umzugehen wußte, sich aber kaum um Sallys Mittelohrentzündung kümmern wollte.

Wo liegt die Verantwortung des Krankenhauses? Ursprünglich war die Antwort darauf klar – es wurde gebaut, um jeden bedürftigen Menschen in Boston zu behandeln, der sich die Mühe machte, hinzukommen. Mit der Zeit wurde der Einzugsbereich zwar nicht auf die ganze Stadt, aber auf einen ganzen Stadtteil, das sogenannte North End, ausgeweitet. Dort leben Arbeiter italienischer und irischer Herkunft, und in einigen Bereichen herrscht eine beträchtliche Armut.

Die Krankenhäuser haben nie aufgehört, passiv zu sein, eine Tradition, die man bis ins alte Griechenland zurückverfolgen kann. Es wird erwartet, daß die Patienten ins Krankenhaus kommen, und nicht anders herum. Sowenig das Krankenhaus jemanden abweisen wird, sowenig wird es die Kranken in der Gemeinde suchen. Die technischen Entwicklungen der letzten zwanzig Jahre haben das Krankenhaus eher noch passiver gemacht, da es sich immer mehr mit den schon manifesten Erkrankungen beschäftigt und die präventive Medizin praktisch komplett ignoriert.

Aber die Rolle des Krankenhauses wird sich ändern, im gleichen Atemzug, wie sich die Erwartungen der Bevölkerung an die medizinische Versorgung ändern. Alexander Leaf, der internistische Chefarzt, schrieb: »Lange Zeit – seit Hippokrates – haben wir bei der Ausbildung der Ärzte keinerlei Wert auf die erweiterten gesellschaftlichen Pflichten gelegt. Man absolvierte sein Lehrprogramm, ob in der Schule oder als Lehrling, und dann hängte man sein Schild heraus und behandelte alle, die einen bezahlen konnten. Aber diese Haltung wird für die Gesellschaft nicht mehr tragbar, die heute andere Anforderungen an die Ärzte stellt.«

Er sagt weiterhin: »Ich glaube, wir müssen die Funktionen des Krankenhauses neu konzipieren, wenn wir die nächsten zwanzig Jahre überleben wollen.«

Diese Bemerkung impliziert, daß das Krankenhaus alles, was es zur Zeit macht, gut macht. Aber es tut nicht genug, und die Zeiten ändern sich tatsächlich. Um Galbraith zu zitieren: »Man muß den Veränderungen entweder zuvorkommen oder ihr Opfer sein.«

Das Krankenhaus kann nicht weiter ein Wohlfahrtsrefugium für arme Patienten bleiben – der arme Patient (oder vielmehr, der Patient, dessen Rechnung nicht bezahlt werden kann) verschwindet von der Landkarte.

Das Krankenhaus kann nicht länger eine Hochburg technologischen und wissenschaftlichen Könnens für ein paar wenige Patienten sein, wenn dabei die Diskrepanz zwischen dem Staunen der aufgenommenen Patienten und den Horrorvorstellungen der Bevölkerung immer größer wird.

Dr. John Knowles, Verwaltungsleiter des Krankenhauses, beobachtete: »Als ich neulich die Visite auf der internistischen Station leitete, hatten die ersten fünf Patienten, die mir vorgestellt wurden, durch einen sonderbaren Zufall alle das gleiche Problem. Dies diente dazu, die Ungereimtheiten dessen, was wir hier tun, aufzuzeigen. Alle fünf waren ältere, chronische Alkoholiker mit gastrointestinalen Blutungen und einer im Endstadium befindlichen Lebererkrankung. Alle fünf waren nicht bei Bewußtsein. Wir behandelten sie alle intensiv, mit allem, was die Medizin zu bieten hat. Sie hatten intravenöse Zugänge, Zentralvenenkatheter, Tracheostomien, Beatmungsgeräte mit positivem Druck, Senkstaakensonden und was es sonst noch alles gibt. Sie wurden rund um die Uhr von Hauspersonal, Studenten und Krankenschwestern versorgt. Sie wurden von allen möglichen Konsiliardiensten angesehen. Sie verursachten Kosten von fünfhundert Dollar am Tag, Woche für Woche ... Natürlich bin ich der Meinung, daß sie behandelt werden müssen, wie ich auch der Meinung bin, daß ein so großes Krankenhaus wie dieses hier der Ort ist, an dem solch eine komplexe Medizin ausgeführt werden sollte. Aber wenn man auf diesen ganzen Stahl und die Schläuche und die aufwendigen Gerätschaften schaut, kommt man nicht umhin zu denken, daß gleich da draußen vor der Tür Menschen sind, die Tuberkulose haben und keine Antibiotika bekommen, und Kinder, die nicht geimpft werden, und Frauen, die keine Schwangerschaftsbetreuung erhalten ... Ich glaube, wir haben auch diesen anderen Leuten gegenüber eine Verpflichtung.«

Das neue erklärte Ziel des Krankenhauses ist es, seine Aktivitäten auszudehnen, auf Kosten der traditionellen Passivität. Der erste Schritt war, ein ambulantes Behandlungszentrum in Charlestown zu eröffnen, einem unterentwickelten Gebiet, in dem

16 000 Menschen leben. Diese Art von »Satelliten-Klinik« wird heute in medizinischen Kreisen heftig diskutiert.
Dr. Leaf: »Das Charlestown-Projekt ist interessant für uns, um zu sehen, ob wir damit beginnen können, die Art, wie wir Patientenversorgung betreiben, umzustrukturieren. Ich höre meine Kollegen in der Hochschule, die sagen, daß bisher noch keine dieser Klinikdependancen funktioniert hat. Sie sagen, das Forschungsinteresse gibt es dort nicht in der Weise, wie es in einem Krankenhaus existiert. Sie sagen, man kann keine Ärzte finden, die dort arbeiten wollen. Nun, dann müssen wir nur ein paar Ärzte finden, die ihre Arbeit in der Bevölkerung als Forschung betrachten, um Wege zu einer besseren Krankenversorgung zu finden. Ärzte, die diese Arbeit der in einem Krankenhaus vorziehen, wo sie vielleicht die Physiologie des Magens erforschen.«
Sicherlich werden die Lehrkrankenhäuser »die derzeitige defensive Isolation ... in einer Hochburg der akuten, heilenden, spezialisierten und technisierten Medizin«, wie Dr. Knowles es nennt, aufgeben müssen. Dies könnte eine weitreichende und günstige Wirkung auf die internen Vorgänge in den Krankenhäusern haben.

Im Jahre 1896 nannte der Student Harvey Cushing das MGH »unsere kleine Welt« – und er meinte es auch genau so. Es *war* eine kleine Welt, und es *war* »unsere«; sie gehörte den Ärzten, nicht den Patienten. Ärzte gehörten zum ständigen Inventar in dieser Welt. Die Patienten waren Durchreisende, die kamen und gingen. (Patienten sind sich wohl bewußt, daß das Krankenhaus für Ärzte da ist und nicht für sie selbst. Sie berichten oft, daß sie sich wie »Tiere in einem Zoo« fühlen. Tatsächlich hat jeder Schriftsteller, der seine Erfahrungen in einem Lehrkrankenhaus wiedergegeben hat – angefangen bei Philip Blaiberg –, diese verwirrende Assoziation erwähnt.)
Zu Beginn war das Krankenhaus so konzipiert, daß es eine kleine

Welt für die Patienten sein sollte, wo für alles gesorgt wurde, was sie brauchten. In jenen Tagen gab es nur wenige fest angestellte Ärzte. Aber das Krankenhaus hat sich auch zu einer vollständigen Welt für die Ärzte entwickelt. Es wäre auch überraschend gewesen, wenn es das nicht getan hätte, denn es gibt einen House Officer für vier Patienten, und die House Officers verbringen fast soviel Zeit im Krankenhaus wie die Patienten.
Für einen *Resident* kann die Vollständigkeit dieser kleinen Welt – mit Schlafräumen, Bibliotheken, Cafeterias, einer Kapelle, einem Postamt, einer Wäscherei, Tennis- und Basketballplätzen, einer Drogerie und einem Zeitschriftenkiosk – in Kombination mit der Intensität der Ausbildung (der durchschnittliche *Resident* verbringt 126 Stunden pro Woche im Krankenhaus) einen besonderen Effekt haben. Man kann leicht vergessen, daß das Krankenhaus mitten in einer größeren Gemeinde steht und daß das Endziel der Krankenhausbehandlung die Reintegration des Patienten in diese Gemeinde ist. In dieser Hinsicht ist das Krankenhaus vergleichbar mit zwei anderen Institutionen, die zum Teil eine Bewachungsfunktion haben, den Schulen und den Gefängnissen. In jedem Fall wird der Erfolg weniger daran gemessen, wie das Individuum innerhalb des Systems funktioniert, sondern wie es sich verhält, wenn es das System verläßt. Und in jedem Fall gibt es die Tendenz, das Verhalten in der Institution als entscheidend anzusehen.
Das trifft sowohl für Patienten als auch für Ärzte zu. Das Ideal eines wissenschaftlichen Arztes, eines klinischen Forschers, ist zum größten Teil ein Produkt der akademischen Werte in den Krankenhäusern. Der Ausbildungsprozeß, der so konzipiert ist, daß dieses Ideal geformt wird, hat einige paradoxe Aspekte. Man könnte zum Beispiel mit Recht fragen, was ein Medizinstudent später einmal werden soll.
Ohne Zweifel ist die Antwort: ein House Officer in einem Lehrkrankenhaus. Ein guter Medizinstudent schließt sein Studium

mit all den nötigen Erfahrungen ab: einer guten Kenntnis in der Grundlagenforschung, etwas klinischer Erfahrung, dem Wissen, wie man mit wissenschaftlichen Zeitschriften umgeht, und dem nötigen akademischen Interesse.

Was soll dann also aus einem House Officer werden? Die Antwort ist: ein akademischer Arzt, der sich auf die akute, heilende, im Krankenhaus durchgeführte Medizin spezialisiert.* Diese ist rein wissenschaftlich und nicht sehr an der Psychologie interessiert. (Ein Oberarzt sagte bei einer Visite: »Erzählen Sie mir von seinen Nieren, nicht von seinen Eheproblemen.« Und der Arzt hatte Recht: das Krankenhaus ist dafür ausgerüstet, seine Nieren zu behandeln, nicht seine Streitereien mit der Ehefrau.)

Aber die große Mehrheit der House Officers wird nicht zu wissenschaftlichen Ärzten, zumindest nicht ausschließlich. Sie gehen hinaus in die Gemeinde und beginnen mit einer völlig anderen Art der Medizin, wie sie sie noch nirgends zu sehen bekommen haben. Sie sind schockiert, wenn sie feststellen, daß 70 Prozent ihrer Patienten keine identifizierbaren Erkrankungen haben; sie werden von Hypochondern belagert und genervt; sie haben relativ wenige akut kranke Patienten und relativ wenige krankenhauspflichtige Patienten. Es wird von ihnen also viel psychologisches Geschick und wenig Wissenschaft gefordert.

Diese Ärzte leiden unter dem »akuten Syndrom der organischen Ausbildung«, wie Grossman es nennt. Daß man sie für die Arbeit, die sie später verrichten müssen, auf diese Art ausgebildet hat, wurde früher folgendermaßen gerechtfertigt: »Wenn sie mit den Problemen, die sie im Krankenhaus sehen, fertig werden, können sie mit allem fertig werden.« Das stimmt ganz offen-

---

* Dasselbe Argument wurde von Peter Drucker in bezug auf die Studenten der Geisteswissenschaften angebracht, wobei er darauf hinweist, daß die Professoren in Englisch und Geschichte keine liberalen Humanisten oder etwas ähnlich Nobles ausbilden – sie bilden die zukünftigen Englisch- und Geschichtsprofessoren aus.

sichtlich nicht, außer in bezug auf die Krankheiten, die wissenschaftlich erklärt und behandelbar sind; Patienten, die andere Beschwerden haben, werden bei ihrem Nachbarn einen besseren Zuhörer finden.

Dies alles legt den Schluß nahe, daß die moderne, wissenschaftlich ausgerichtete Medizin gelehrt werden kann, aber die vage, schlecht umschriebene »Kunst« kann nicht in derselben Art weitergegeben werden. Das ist wahr, aber es bedeutet nicht, daß man sie überhaupt nicht lehren kann. Und es bedeutet auch nicht, daß es genügt, dem Arzt bei der Visite zuzusehen, wie er fünf oder zehn Patienten untersucht, um zu wissen, wie man mit der Psyche des Patienten umgehen muß.

Was ein *Resident* über die Wissenschaft weiß, hat er aus Kursen, Visiten, Seminaren und Zeitschriften; was er über Verhaltensweisen, Psychiatrie, Psychologie oder Soziologie weiß, hängt davon ab, was er während seiner Ausbildung aufgenommen hat. Das ist meistens erbärmlich wenig.* Man kann schwer schätzen, wieviel Zeit ein Arzt während seines Studiums und seiner Zeit im Krankenhaus mit der Verhaltensforschung zubringt. Die festgelegten Ausbildungszeiten – Vorlesungen, Rotation als Klinikangestellter, Sozialdienst und psychiatrische

---

* Einer meiner Kommilitonen, der jetzt in der Psychiatrie arbeitet, machte sich bei den Ärzten des Krankenhauses, in dem er als Student arbeitete, beliebt, indem er hartnäckig jeden *Resident*, der ihm über den Weg lief, bat, ihm in einem einfachen Satz den Unterschied zwischen einer Neurose und einer Psychose zu erklären. Er kam zu dem Ergebnis, daß 15 Prozent eine in etwa richtige Vorstellung hatten; der Rest hatte überhaupt keine Ahnung. Die Tatsache, daß ein Arzt den Unterschied zwischen einer Neurose und einer Psychose nicht kennt, bedeutet nicht unbedingt, daß er ein schlechter Arzt ist; ein Arzt, der diese Unterschiede nicht ausdrücken kann, kann möglicherweise trotzdem in der Praxis damit gut umgehen. Aber es ist ein klares Anzeichen dafür, daß er in Psychologie nicht gut ausgebildet wurde, und die Frage ist, ob er solch eine Ausbildung bekommen sollte und ob sein Patient davon profitieren würde.

Visite als House Officer – liegen bei nicht mehr als ein oder zwei Prozent der gesamten Ausbildungszeit; wieviel Zeit außerdem freiwillig damit zugebracht wird, kann man unmöglich schätzen.

Inzwischen wächst eine Bewegung im medizinischen Ausbildungssystem, die mehr Ausbildungszeit für die psychologischen und sozialen Fächer einrichten will, aber es gibt auch eine starke Opposition. John Knowles meinte, die Medizin sei an der Universität nicht deshalb als gleichwertiges Fach anerkannt worden, weil sie Fortschritte in den Sozialwissenschaften gemacht hat, sondern wegen ihrer Entdeckungen in der Naturwissenschaft. Fast ein Jahrhundert lang hat man sich auf die Naturwissenschaft gestützt, und die psychologische Seite hatte eine untergeordnete Rolle. Den Trend eines Jahrhunderts umzudrehen, wird einiges an Kraftaufwand kosten.

Natürlich hat das Krankenhaus ein ambulantes Behandlungszentrum und eine Notaufnahme, wo man das Zusammentreffen von Krankenhaus und Gesellschaft klarer beobachten kann. Aber es ist beinahe sicher, daß sich durch die Einrichtung zusätzlicher Behandlungszentren außerhalb des Krankenhauses auch die psychologische Einstellung der Ärzte innerhalb des Krankenhauses ändert.

Es ist noch zu früh, um zu sagen, ob die Klinikdependancen Erfolg haben werden. Die Frage der Akzeptanz bei den Ärzten ist das eine Problem; die Frage der Akzeptanz bei der Bevölkerung ein anderes. Wenn es nicht funktioniert, muß etwas anderes gefunden werden, und es scheint, daß momentan der gesellschaftliche Druck groß genug ist, um für eine intensive Suche nach einem neuen System zu sorgen.

Das Konzept eines »patientenorientierten Krankenhauses« ist momentan sehr modern. Der Ausdruck wird oft verwendet, obwohl die Idee nicht neu ist. Die Menschen haben schon seit langer Zeit – mindestens seit 25 Jahren – erkannt, daß Krankenhäuser nur insoweit auf die Bedürfnisse des Patienten ausgerichtet sind, wie sie mit den Wünschen der Ärzte übereinstimmen. Es ist keine Frage, warum das so ist. Wann immer ein Krankenhaus gebaut wird, sind es die Ärzte, die man nach den nötigen Einrichtungen fragt, nicht die Patienten.

All das hat zu heftigen Diskussionen zwischen Ärzten, Architekten, Patienten, Ingenieuren, Innenarchitekten und unzähligen anderen Leuten geführt – aber es hat sehr wenig Innovatorisches hervorgebracht, und es wurde kaum etwas Neues ausprobiert. Für die meisten bestehenden und auch neuen Krankenhäuser treffen die früheren Klagen immer noch zu:

Es ist schwer, sich in einem Krankenhaus einzugewöhnen. Es holt Menschen von draußen und steckt sie in eine völlig neue Rolle, mit neuen Zeitplänen, ungewohntem Essen, neuen Regeln, neuen Kleidern, einer neuen Sprache, neuen Geräuschen und Gerüchen, Ängsten und Belohnungen. Für den Patienten, der in diese fremde Umgebung kommt, gibt es keine Führer oder Bücher, die ihn leiten. Jemand, der nach Europa fährt, kann sich besser informieren als jemand, der in das »fremde Land« namens Krankenhaus reist.

Das Gebäude des Krankenhauses mißachtet die physikalischen Faktoren, die für eine Genesung wichtig wären. Die Farben sind nüchtern, anstatt Ruhe zu vermitteln, verursachen sie häufig Depressionen; der Raum ist so schlecht eingeteilt, daß ein Patient entweder alleine in einem riesigen Zimmer, oder mit anderen zusammen in einem winzigen ist; private oder halbprivate Patienten fühlen sich oft isoliert in ihren Zimmern. (Eine Studie des Montefiore Hospitals kam zu dem Schluß, daß Familienmitglieder die Patienten am liebsten auf der Privatstation sahen, während die Patienten selbst lieber auf der »normalen« Station bleiben wollten, wo sie mehr Kontakt mit anderen Leuten haben konnten.) Die Fenster sind schlecht pla-

ziert, und man schaut häufig auf ein großes Krankenhausgebäude oder einen Parkplatz.
Das Krankenhaus stellt psychologische Anforderungen, die möglicherweise die Genesung verzögern. Nach Stanley King gehören dazu die Abhängigkeit von der Krankenhausroutine und die Anpassung daran, ein Entzug von Macht und Prestige, Toleranz gegenüber Schmerz und Leid und die Erwartung, daß ein Patient wieder gesund werden will. Diese Anforderungen können leicht das Gegenteil bewirken. So empfindet ein stolzer, selbstbewußter Mensch seine passive Rolle vielleicht genauso bedrohlich wie seine Krankheit. Eine andere Person kann so abhängig werden, kann sich so weit in einen Kindheitszustand zurückentwickeln, daß sie nörgelnder, klagender und schmerzintoleranter wird, als es normalerweise der Fall wäre. Ein weiterer Patient findet seine abhängige Rolle so befriedigend, daß er den Wunsch verliert, wieder gesund zu werden.
Natürlich kann man einwenden, daß die Mehrzahl der Patienten sich sehr gut an das Krankenhaus anpaßt, gesund wird und wieder nach Hause geht. Das ist richtig, aber dieses Argument entspricht in etwa dem, daß die Welt wunderbar ohne die Elektrizität auskam, was vollkommen stimmt.
Aber wenn wir annehmen, daß die Klagen Gültigkeit haben, wenn wir annehmen, daß die Patienten in einer besser konzipierten Umgebung schneller gesund würden – wie müßte diese Umgebung dann aussehen? Es gibt eine Reihe von Vorschlägen, von der kleinen Korrektur bis zu äußerst radikalen Erneuerungen.
Der vielleicht radikalste und interessanteste Vorschlag rührt von einer Beobachtung her: Das moderne Krankenhaus ist am besten eingerichtet für einen schwerkranken Patienten. Diese Menschen sind am tolerantesten gegenüber der Krankenhausroutine und den dazugehörenden Demütigungen, Störfaktoren und Problemen.

Auf der anderen Seite nimmt bei den Menschen während der Genesung häufig die Toleranzbereitschaft ab. Das Phänomen ist sehr gut bekannt. Wenn die Ärzte bemerken, daß ein vormals angepaßter Patient plötzlich anfängt, sich über das Essen oder den Lärm in der Nacht zu beschweren, werten sie es als sicheres Zeichen für die Besserung im Zustand des Patienten. Im gleichen Maße wertet man das sogenannte »Lippenstiftsymptom«, das sich auf die Tatsache bezieht, daß eine Frau, sobald sie sich besser fühlt, wieder Lippenstift aufträgt und am Morgen ihr Haar kämmt. Die Patienten reagieren in einer Weise, die von ihrer Umgebung nicht verlangt wird (Lippenstift) oder sogar verurteilt wird (Meckern). Solche Aktivitäten passen besser in die Außenwelt, und sie sind ein Signal, daß der Patient sich mental darauf vorbereitet, das Krankenhaus zu verlassen.

Wie kann man sich diese Erkenntnis zunutze machen? Momentan noch überhaupt nicht. Das liegt daran, daß die Patienten zur Zeit aufgrund von drei verschiedenen Kriterien in verschiedene Teile des Krankenhauses aufgenommen werden – finanzieller Hintergrund, Geschlecht und voraussichtliche Therapie. Kein anderes Merkmal des Patienten spielt eine Rolle, nicht einmal die Diagnose. (Patienten mit Magengeschwüren, Pankreatitis oder Krebs zum Beispiel werden auf die internistische oder chirurgische Station gelegt, je nachdem, ob eine operative Behandlung nötig ist oder nicht.)

Die verschiedenen Stationen des Krankenhauses arbeiten mit eigenen Schwestern, eigenen Stationsärzten und eigenem Hauspersonal, mit ihrem eigenen Materialvorrat. Dieses Arrangement findet man in den meisten Krankenhäusern Amerikas, und es hat einige Vorteile. Viele Jahre lang hielt man es für die beste Methode, Patienten und die jeweils am dringendsten notwendigen Einrichtungen zusammenzubringen.

Inzwischen sind jedoch alle drei Kriterien – Geschlecht, Geld und Therapie – schwer unter Beschuß geraten. Geld, weil die

Krankenversicherungen die Einteilung nach finanziellen Mitteln unnötig machen; das Geschlecht, weil eine Trennung der gesamten Station nicht mehr notwendig ist, wenn alle Patienten in privaten oder halbprivaten Zimmern untergebracht sind.
Die im voraus bestimmte Therapie wurde auch in Frage gestellt. Manche Leute sagen sogar, daß die Unterscheidung zwischen chirurgischen und internistischen Patienten zugunsten einer auf dem Schweregrad der Erkrankung und der Notwendigkeit einer kontinuierlichen Überwachung basierenden Unterscheidung aufgegeben werden sollte.
In solch einem System würden internistische und chirurgische Patienten auf gemischten Stationen liegen, die sich in der Intensität der Krankenpflege und -versorgung, die sie leisten – Intensivpflege, Rehabilitation, Minimalversorgung usw. –, unterscheiden. Die Patienten würden innerhalb des Krankenhauses verlegt werden, wenn ihr Zustand sich verschlechtert oder verbessert.
Einige psychologische Vorteile für die Patienten sind offensichtlich. Wenn ihr Gesundheitszustand sich bessert, würden sie in neue Bereiche des Krankenhauses verlegt werden, wo sie ermutigt werden würden, selbständiger zu sein, ihre eigenen Kleider zu tragen, sich selbst zu waschen, in die Cafeteria zu gehen, ihr Essen selbst zu holen usw. Sie wären die ganze Zeit von Patienten umgeben, die gleich schwer oder leicht krank sind. Ihrem Bedürfnis nach Abhängigkeit würde in abgestufter Form entgegengekommen, da das Krankenhaus ihnen ein angepaßtes Maß an Pflege und Aufmerksamkeit zukommen lassen würde. In gewisser Weise tut das Krankenhaus dies schon, in den Aufwachräumen und Intensivstationen.* Aber es könnte noch mehr getan

---

* Das Krankenhaus hat inzwischen Intensivstationen für Lungenerkrankungen, Herzerkrankungen, neurologische Erkrankungen, internistische und chirurgische Versorgung, Transplantationspatienten, pädiatrische Patienten und Verbrennungspatienten.

werden – und man kann voraussagen, daß in dieser Richtung noch mehr geschehen wird. Es wird nicht geschehen, weil das Krankenhaus sich um die Psyche der Patienten sorgt – das tut es nicht –, sondern weil die abgestufte Pflege wirtschaftlicher ist. Zur Zeit gehen 30 Prozent der Kosten eines Krankenzimmers in die Krankenpflege. Für ein durchschnittliches Krankenzimmer im MGH sind das etwa 22 Dollar am Tag. Auch wenn die prozentualen Kosten in Zukunft vielleicht nicht steigen werden, die absoluten Kosten werden es tun. Schließlich wird es notwendig sein, den Patienten nur soviel Krankenpflege zuteil werden zu lassen, wie sie wirklich brauchen; die momentane Unwirtschaftlichkeit in bezug auf das Personal wird auf Dauer zu teuer werden.

Auch unter den Ärzten könnte eine Umstrukturierung der Wirtschaftlichkeit zugute kommen. Nehmen wir einmal die Anästhesisten; in den vergangenen zehn Jahren wurden sie zu Experten für den Erhalt lebenswichtiger Funktionen. Sie werden zu jedem Herz- und Atemstillstand hinzugerufen; sie wissen mehr über Medikamente als sonst jemand; sie sind Experten im Gebrauch von Beatmungsgeräten. Die meisten Internisten würden übereinstimmen, daß es praktisch wäre, einen Anästhesisten auf jeder Intensivstation zu haben. Aber momentan sind die Anästhesisten im gesamten Krankenhaus verteilt. Wenn man eine Umstrukturierung auf der Basis der Schwere der Erkrankungen vornehmen würde, könnte man ein wichtiges Hilfsmittel, die Anästhesisten, den Patienten besser zugänglich machen, die es wirklich benötigen.

»Menschliche Hilfsmittel« sind nur ein Argument für die Umstrukturierung. Gerätschaften und technische Hilfsmittel liefern ein weiteres. So ist zum Beispiel die elektronische und mechanische Ausrüstung, die für einen Patienten mit Herzstillstand benötigt wird, ganz ähnlich wie die für einen Patienten nach einer Herzoperation. Im Laufe der Zeit werden die Maschinen

immer größer, sie sind für immer mehr Funktionen zu gebrauchen. Es wird daher von wachsendem Vorteil sein, Patienten mit ähnlichen Anforderungen an die Technik zusammenzubringen, so daß die Kapazitäten der Maschinen von ihnen gemeinsam genutzt und das medizinische Personal, das im Gebrauch dieser Maschinen geschult ist, zentralisiert werden könnte.
Die Vorteile davon, Patienten, Personal und Maschinen zusammenzubringen, haben sich in den kardiologischen Intensivstationen schon gezeigt; auf einigen Stationen wurde die Sterblichkeit nach einem akuten Myokardinfarkt um 30 Prozent gesenkt. Wir beobachten schon heute eine Zunahme von solchen spezialisierten Stationen, und diese Entwicklung wird ganz sicher noch weitergehen – und von da ist es nur noch ein kleiner Schritt zu einer vollständigen Neuorganisation des Krankenhauses.

Nachwort

Obwohl es eine lange Tradition hat, ist das moderne Krankenhaus in seiner vollständigen Form weniger als fünfzig Jahre alt. In dieser vollständigen Form wird es vielleicht noch weitere zehn Jahre überdauern. Bis dahin werden die Unterschiede zum heutigen System die Ähnlichkeiten überholt haben. Und wir dürfen erwarten, daß diese Veränderungen mehr als nur verbesserte Technologie und anders ausgebildetes Personal enthalten werden. Denn es wird ganz sicher weitere Veränderungen im Rahmen der Funktionen eines Krankenhauses geben, so wie sich die Funktionen im vergangenen halben Jahrhundert gewandelt haben.

Während dieser Zeit hat sich das Krankenhaus zu einer positiven, heilenden Institution entwickelt, die sich auf hochtechnisierte, komplexe medizinische Vorgänge spezialisiert hat. Es ist sehr wahrscheinlich, daß die Funktionen des Krankenhauses weiterhin in diesem Rahmen liegen werden. Aber es wird bestimmte andere Funktionen bei diesem Entwicklungsprozeß verlieren. Es wird zum Beispiel aufhören, eine Einrichtung für Genesende zu sein, da immer mehr Genesungsheime entstehen. Es wird seine stationären diagnostischen Maßnahmen auf diejenigen reduzieren, die wirklich eine stationäre Aufnahme benötigen. Seine Aufbewahrungsfunktionen – sei es für das junge Paar, das den Opa übers Wochenende »abgibt«, damit es ein paar Tage alleine sein kann, oder sei es in Form der Aufnahme

Alkoholkranker oder Obdachloser, die keinen Ort haben, wo sie hingehen können – sind schon reduziert worden und werden bald ganz abgeschafft. Man kann das mit ziemlicher Sicherheit sagen, denn es hat keine philosophischen Hintergründe, sondern rein wirtschaftliche. Krankenhäuser werden so teuer, daß wirtschaftliche Betrachtungen bald fast ausschließlich die Funktionen bestimmen werden.

Weniger sicher sind die Aufgaben und Verantwortlichkeiten, die das Krankenhaus in Zukunft annehmen wird. Hier wird der Druck von der Gesellschaft ausgeübt, und man kann schlecht voraussehen, wie es sich entwickeln wird. Der eindeutigste – und am weitesten verbreitete – Trend ist wahrscheinlich die Vorstellung von einem erweiterten Verantwortungsbereich des Krankenhauses, der über die Grenzen seiner Mauern hinausgeht. Ein Lehrkrankenhaus wie das Massachusetts General sieht seine Aufgabe jetzt darin, sowohl die Patienten des Krankenhauses als auch die der umgebenden Gemeinde zu versorgen. Es definiert seine neue Rolle auf zwei Arten: die Patienten finden, die stationäre Behandlung brauchen würden, sie aber nicht erhalten; und andere Patienten behandeln, damit zukünftige stationäre Aufnahmen verhindert werden.

Aber das Krankenhaus geht noch weiter. Es dehnt seine Forschungstätigkeiten und sein Wissen über die örtliche Gemeinde hinaus auf ein breiteres Publikum aus. In der Vergangenheit tat es dies durch die Veröffentlichung wissenschaftlicher Artikel. Diese Form gibt es auch heute noch, aber heute benutzt man das Fernsehen und Computerprogramme, um das Wissen und die vorhandenen Mittel zu verbreiten.

Aus Sicht der Patienten geschieht etwas beinahe Paradoxes. Einfach ausgedrückt ist das gesamte aufgeklärte medizinische Denken darauf konzentriert, die Versorgung auf noch mehr Menschen auszudehnen. Das Problem ist so groß und so wichtig wie die Behandlung jedes spezifischen Krankheitsprozesses. Sowohl

Ärzte als auch Patienten drücken, wenn sie sich mit dieser Situation näher befassen, die Angst aus, daß man nicht mehr als einzelne Person behandelt werden könnte, sondern untertaucht in einer gesichtslosen, einsamen Menschenmenge. Zur selben Zeit sind die Krankenhäuser, die seit jeher das unpersönlichste System im Rahmen der Krankenversorgung darstellten, mehr denn je darum besorgt, das Krankenhaus so umzustrukturieren, daß jeder Patient individuell behandelt werden kann.
Auf die medizinische Ausbildung können diese Funktionsänderungen der Krankenhäuser enorme Auswirkungen haben. Während des vergangenen halben Jahrhunderts war die medizinische Ausbildung fast ausschließlich auf die stationäre Behandlung beschränkt – der Schwerpunkt lag auf den Patienten, die innerhalb – nicht außerhalb – des Krankenhauses waren. Aber wenn das Krankenhaus über seine Mauern hinauswächst, wird es auch die medizinische Ausbildung tun.
Es gibt noch einen weiteren Punkt in der medizinischen Ausbildung, der nicht oft in öffentlichen Diskussionen in Betracht gezogen wird. Es ist ein Problem, eine medizinische Tatsache, deren Ursprung ziemlich genau datiert werden kann: es begann im Jahre 1923 mit Banting und Best. Die Entdeckung des Insulins durch diese Wissenschaftler führte direkt zur ersten chronischen, komplexen und lebenswichtigen Therapie, bei der die Verabreichung voll und ganz in den Händen des Patienten lag. Vor dieser Zeit gab es zwar Medikamente, die chronisch eingenommen werden mußten – wie zum Beispiel Digitalis für die Herzinsuffizienz oder Colchicin für die Gicht –, aber ein Patient, der solche Medikamente nahm, mußte nicht so vorsichtig damit umgehen und nicht so viel über seine Erkrankung wissen. Mit anderen Worten, wenn er seine Medikamente unregelmäßig nahm, entwickelten sich relativ langsam medizinische Probleme, oder er bekam Probleme, die nicht lebensbedrohlich waren.
Beim Insulin war das anders. Ein Patient mußte sehr vorsichtig

sein, sonst konnte er innerhalb weniger Stunden sterben. Und seit dem Insulin sind eine Reihe chronischer Therapien entwickelt worden, die gleichermaßen komplex und lebenswichtig sind und die außerdem einen gut informierten, verantwortlichen Patienten voraussetzen.

Zum Teil als Reaktion auf diese Anforderungen, zum Teil als Konsequenz einer besseren Schulbildung sind die Patienten heutzutage besser denn je über die Medizin informiert. Nur die unsicheren und unklugen Ärzte versuchen ihre Patienten davon abzuhalten, noch wissender zu werden.

Wenn man sich eine medizinische Einrichtung wie das Krankenhaus ansieht, wird die Bedeutung einer gut informierten Öffentlichkeit noch klarer. Die Krankenhäuser verändern sich augenblicklich. Sie werden sich in Zukunft noch mehr und noch schneller verändern. Viele der Veränderungen werden eine Antwort auf den gesellschaftlichen Druck, auf die Forderung nach neuen Einrichtungen und Dienstleistungen sein. Es ist daher entscheidend, daß die Menschen, die diese Forderung stellen, intelligent und gut informiert sind.

Glossar

Abdomen Bauch, Unterleib.
Abdominalangiogramm Röntgenuntersuchung der Gefäße, die die Bauchorgane versorgen.
Abrasio Ausschabung.
Akut In der Medizin Bezeichnung für kurze Dauer einer Krankheit. Sagt nichts über die Schwere aus. Das Gegenteil einer akuten Krankheit ist eine chronische Krankheit.
Amylase Enzym, das in der Bauchspeicheldrüse produziert wird und in erhöhten Konzentrationen im Blut vorkommt, wenn diese krank ist.
Amyloidose Krankheit, bei der es zu Ablagerungen von Amyloid in verschiedenen Geweben kommt. Amyloid ist ein Eiweißstoff.
Anamnese Krankengeschichte.
Angiogramm Röntgenuntersuchung von Blutgefäßen.
Arrhythmie Unregelmäßiger Herzschlag.
Atrophisch Wörtlich: schlecht genährt. Durch Störung des Gleichgewichts zwischen Nahrungsangebot und -bedarf bedingte Rückbildung von Organen oder Geweben.
Azidose Übersäuerung des Blutes.

Barium Metallisches Element. Bariumsulfat, ein Salz, ist strahlenundurchlässig und wird vom Darmtrakt nicht absorbiert. Wenn ein Patient eine flüssige Suspension von Bariumsulfat schluckt, dann stellen sich Magen und Dünndarm auf Röntgenbildern mit einem weißen Umriß dar und können so besser beurteilt werden.

Bilirubin Gelbgoldenes Pigment, das gebildet wird, wenn Hämoglobin, der Blutfarbstoff der roten Blutkörperchen, abgebaut wird. Bilirubin wird normalerweise vom Körper ausgeschieden; bei verschiedenen Krankheitsprozessen kann es sich anstauen und zur Entwicklung einer Gelbsucht (Ikterus, s.d.) führen.

Biopsie Entnahme einer Gewebsprobe zur mikroskopischen Untersuchung.

Blutdruck Ausgedrückt in mmHg (Druckeinheit); gemessen wird normalerweise der Druck in der Armarterie. Der Blutdruck wird als Verhältnis angegeben, zum Beispiel 120/80. Die erste Zahl (auch systolischer Blutdruck genannt) gibt den höchsten Druck in der Arterie an und entspricht der Kontraktion des Herzens. Die kleinere Zahl (diastolischer Blutdruck) gibt den Druck in der Arterie zwischen zwei Herzschlägen wieder.

Blutzucker Blut enthält normalerweise eine bestimmte Menge von Zucker, aber diese Menge kann bei Krankheiten wie der Zuckerkrankheit (Diabetes) erhöht sein.

CK Kreatininphosphokinase, ein Enzym. Eine Erhöhung der Konzentration dieses Enzyms im Blut gibt Hinweise auf einen Gewebsschaden, vor allem Herzmuskelschaden.

Digitalis Medikament zur Verbesserung der Herzmuskelkraft.
Disseminiertes Karzinom Gestreutes oder metastasiertes (s.d.) Krebsgeschwür.
Diuretika Medikamente, die die Urinausscheidung fördern.
Diverticulitis Entzündung von Divertikeln, meistens der kleinen Divertikel des unteren Dickdarms.

Divertikel Ausstülpung aus einem Hohlorgan wie Darm oder Blase.

Duodenum Zwölffingerdarm. Kurzer Darmabschnitt zwischen Magen und Dünndarm.

EKG Elektrokardiogramm. Graphische Aufzeichnung der elektrischen Aktivität des Herzens, die Informationen über den Rhythmus, die elektrische Leitfähigkeit innerhalb des Herzens, die Gesundheit und Dicke des Herzmuskels etc. gibt.

Emphysem Aufblähung eines Gewebes mit Luft. Wird meistens synonym für das Lungenemphysem verwendet.

Enzephalitis Entzündung des Gehirns.

Gastroenterologie Medizin, die sich mit den Organen des Magen-Darm-Traktes beschäftigt.

Glomerulonephritis Entzündung der Niere; speziell von den Teilen der Niere, die als Glomerulus bezeichnet werden.

GOT Glutamat-Oxalacetat-Transaminase, ein Enzym. Bei erhöhten Konzentrationen im Blut Hinweis auf Gewebsschaden.

Hämatokrit Zentrifuge, die die Zellen aus der flüssigen Fraktion des Blutes trennt. In der Medizinersprache gibt der H. das Volumenprozent von roten Blutkörperchen im Verhältnis zur Blutflüssigkeit an. Normalerweise liegt er zwischen 40 und 45 %.

Hashimoto Thyreoiditis Durch körpereigene Antikörper hervorgerufene Entzündung der Schilddrüse, die eine Unterfunktion zur Folge hat.

Hepatitis Entzündung der Leber, meistens durch Viren verursacht.

Idiopathisch Von unbekannter Ursache.

Ikterus Gelbsucht. Gelbfärbung der Haut und des Augenweiß, durch Ansammlung von Bilirubin (s.d.) im Körper.

Invasive Methoden Als invasiv werden diagnostische oder therapeutische Methoden bezeichnet, bei denen ärztliche Instrumente in den Körper eindringen. Nichtinvasiv ist zum Beispiel ein EKG (s.d.).

IVP Intravenöses Pyelogramm; Röntgenuntersuchung der Nieren, die gemacht wird, während diese einen speziellen Farbstoff ausscheiden.

Katheter Hohler Zylinder aus Metall, Gummi oder Plastik, der so konstruiert ist, daß er durch verschiedene Körperkanäle wie Arterien, Venen oder den Harntrakt, hindurchgeschoben werden kann.

Katheterisieren Einen Katheter durch einen Körperkanal schieben (meistens die Harnröhre ⇒ Blasenkatheter).

Knochenmarkspunktion Entnahme von Knochenmark mit einer Spezialnadel.

LDH Laktatdehydrogenase, ein Enzym. Die Werte im Blut sind erhöht bei Gewebszerstörung in verschiedenen Organen.

Leukozyten Weiße Blutkörperchen.

Liquor Flüssigkeit, die das Gehirn und das Rückenmark umgibt.

Lumbalpunktion Durchführen einer Nadel zwischen zwei Wirbeln in den unteren Wirbelkanal, um in den Spinalkanal zu kommen und etwas von der Flüssigkeit, die das Gehirn und das Rückenmark umgibt, zur Untersuchung entnehmen zu können.

Metastasiertes Karzinom Krebs, der sich im Körper ausgebreitet hat und an entfernten Stellen weiterwächst.

Morphologie Aussehen.
Myasthenia gravis Muskelschwäche, die durch eine Störung der Reizübermittlung zwischen Nerven und Muskeln hervorgerufen wird.
Myokardinfarkt Herzinfarkt.

Ödem Ansammlung von Wasser in Geweben; Wassersucht. Kann bei verschiedenen Krankheiten beobachtet werden.

Pädiatrie Kinderheilkunde.
Palliativ Symptomlindernde Maßnahmen, die nicht zur Heilung führen, z. B. im Rahmen einer Krebstherapie. Das Gegenteil einer palliativen Behandlung ist die *kurative* Behandlung, die zu einer endgültigen Heilung führen soll.
Pankreatitis Entzündung der Bauchspeicheldrüse.
Pathologisch Krankhaft, nicht normal.
Perniziöse Anämie (lat. perniciosus = verderblich) Durch Mangel an Vitamin B_{12} hervorgerufene Störung der Blutbildung. Vitamin B_{12} wird nur bei Anwesenheit eines bestimmten Faktors (intrinsic factor) im Magen aufgenommen. Meistens können bei der p.A. Antikörper gegen diesen Faktor gefunden werden.
Prognose Vorhersage über den Ausgang einer Krankheit.

Retikulozyten Unreife Blutzellen. Normalerweise ist nur ein kleiner Anteil der roten Blutkörperchen im Umlauf unreif. Wenn das Knochenmark neues Blut produziert, nimmt die Zahl der Retikulozyten im Umlauf zu.

Sedieren Ruhigstellen, Gabe von Beruhigungsmitteln.
Sigmoidoskopie Untersuchung des gekrümmten Abschnittes des Dickdarms oberhalb des Enddarms. Dazu wird ein Spezialrohr mit Optik in den mit Luft aufgeblähten Darm geschoben.

Stenose Einengung eines Kanals oder einer Öffnung, wie zum Beispiel die Aortenstenose, eine Einengung der Aortenklappe des Herzens.

Sternum Brustbein.

Steroide Klasse von chemischen Substanzen mit einer charakteristischen Ringstruktur, die im Körper hergestellt werden (oder synthetisch). Viele der Sexualhormone sind Steroide. Corticosteroide, die in der Nebennierenrinde produziert werden, sind in der Lage, Entzündungen und die Immunabwehr zu hemmen.

Stupor Zustand verminderter Wachheit bei bestehender Schmerzempfindung.

Thrombozyten Kleine, flache, scheibenartige Zellen des Blutes, die für die Blutgerinnung zuständig sind.

Toxin Giftstoff.

Tracheostoma Öffnung der Luftröhre nach Luftröhrenschnitt (= *Tracheostomie*).

Triage Begriff aus der Katastrophenmedizin: Entscheidung, welcher Patient in der Behandlung Vorrang hat.

Ventrikel Die beiden unteren Kammern des Herzens.

Zirrhose Aus dem Griechischen, »kirrhos« = gelb; rührt von der Beobachtung her, daß vernarbte Organe eine gelbliche Farbe annehmen. Mit dem Begriff beschreibt man die Zerstörung von Teilen eines Organs und den Ersatz der beschädigten Areale durch faseriges Narbengewebe. Es gibt Zirrhosen der Brüste, der Nieren, der Lunge, aber der Begriff wird meistens für die Vernarbung der Leber gebraucht, die durch Alkohol oder andere Ursachen hervorgerufen wird.

Literaturverzeichnis

Nachfolgend sind alle zitierten Quellen sowie diejenigen, die das Hintergrundwissen zu diesem Buch liefern, aufgelistet.

QUELLEN

Annual Report of Vital Statistics of Massachusetts, 1933–1953.
Annual Reports Massachusetts General Hospital, 1821–1967.
Aub, J. C., u.a.: *Management of the Cocoanut Grove Burns at the Massachusetts General Hospital.* Philadelphia: Lippincott 1943.

Bowditch, N. I.: *History of the Massachusetts General Hospital, 1810–1872.* Boston: Griffith-Stillings 1872.
Burrage, W. L.: *A History of the Massachusetts Medical Society, 1781–1922.* Norwood, Massachusetts: Privatdruck 1923.

Churchill, E. D.: *At Work in the Vineyards of Surgery; the Reminiscences of J. Collins Warren, 1842–1927.* Ausgabe mit Anhang, Anmerkungen und Kommentaren von E. D. Churchill. Cambridge: Harvard University Press 1958.
Commonwealth of Massachusetts, Registration Report, 1883–1903.

Faxon, N. W.: *The Massachusetts General Hospital, 1935–1955.* Cambridge: Harvard University Press 1959.

Garland, J. E.: *Every Man Our Neighbor, A Brief History of the Massachusetts General Hospital, 1811–1961.* Boston: Little, Brown 1961.

Harrington, T. F.: *The Harvard Medical School, 1872–1905, a History, Narrative and Documentary.* Ausgabe in drei Bänden von J. G. Mumford. New York: Lewis 1905.

»Massachusetts General Hospital, Directions as to the Diet of Patients.« Boston: Privatdruck 1850.

Massachusetts General Hospital Memorial and Historical Volume (Herausgegeben in Verbindung mit der Festschrift zur Hundertjahrfeier des Krankenhauses). Boston: Griffith-Stillings 1921.

Massachusetts General Hospital, Rules Concerning the Desease of a Patient. Boston: Privatdruck 1850.

Massachusetts General Hospital, Rules for House Officers. Boston: Privatdruck 1850.

Means, J. H.: *Ward 4, the Mallinkrockdt Research Ward of the Massachusetts General Hospital.* Cambridge: Harvard University Press 1958.

Myers, G. W.: *History of the Massachusetts General Hospital, 1872–1900.* Boston: Griffith-Stillings 1929.

Washburn, F. A.: *The Massachusetts General Hospital. Its Development 1900–1935.* Boston: Houghton Mifflin 1939.

GESCHICHTE DER MEDIZIN

Fulton, J. F.: *Harvey Cushing, A Biography*. Springfield, Illinois: Thomas 1946.

Garrison, F. H.: *Contributions to the History of Medicine*. New York: Hafner 1966.

Inglis, B.: *A History of Medicine*. New York: World 1965.

Major, J. H.: *Classic Descriptions of Disease*. 3. Auflage. Springfield, Illinois: Thomas 1945.

Moore, F. D.: *The Gastrointestinal Tract: Surgery*. Edited by Richard Warren. Philadelphia: Saunders 1963.

Richardson, R. G.: *The Surgeon's Tale*. London: Allen and Unwin 1958.

Riesman, D.: *The Story of Medicine in the Middle Ages*. New York: Hoebner 1935.

Rogers, F. B.: *A Syllabus of Medical History*. Boston: Little, Brown 1962.

Roueché, B.: *Curiosities of Medicine*. Boston: Little, Brown 1958.

Sigerist, H.: *A History of Medicine*. Oxford: Oxford University Press 1951.

Henry E. Sigerist on the History of Medicine. Herausgegeben von Felix Martí-Ibañez. New York: MD Publications 1960.

IN DEN FUSSNOTEN ZITIERTE LITERATUR

Barnett, G. O.: »Computers in Patient Care.« *New England Journal of Medicine*, 279 (1968), 1314–18.

Beeson, P. B.: »Review of Sickness and Society.« *Yale Journal of Biology and Medicine*, 41 (1968) 226–41.

Bell, D.: *Toward the Year 2000: Work in Progress.* Herausgegeben von Daniel Bell. Boston: Beacon 1969.

Bellin, S. S., u.a.: »Impact of Ambulatory Health Care Services on the Demand for Hospital Beds.« *New England Journal of Medicine*, 280 (1969), 808–12.

Burling, T., u.a.: *The Give and Take in Hospitals.* New York: Putnam's 1956.

Burnet, F. M.: *The Integrity of the Body.* Cambridge: Harvard University Press 1963.

Charnley, J., u.a.: »Penetration of Gown Material by Organisms from the Surgeon's Body.« *Lancet*, 1 (1969), 172–3.

Cheever, D.: »The Turn of the Century – and After.« *New England Journal of Medicine*, 222 (1940), 1–11.

Coleman, J. S.: *Medical Innovation: A Diffusion Study.* Indianapolis: Bobbs-Merrill 1961.

Dombal, F. T., u.a.: »A Computer-Assisted System for Learning Clinical Diagnosis.« *Lancet*, 1 (1969), 145–8.

Dubos, R.: *Man Adapting.* New Haven: Yale University Press 1965.

– : *Mirage of Health.* New York: Harper 1959.

Duff, R. S., u.a.: *Sickness and Society.* New York: Harper and Row 1968.

Ebert, R. H.: *Medical Education and the University: Views of*

Medical Education. Herausgegeben von J. H. Knowles, Cambridge: Harvard University Press 1967.
– : *The Dilemma of Medical Teaching in an Affluent Society: The Teaching Hospital.* Herausgegeben von J. H. Knowles. Cambrigde: Harvard University Press 1966.

Gell, P. G. H., u.a.: *Clinical Aspects of Immunology.* Philadelphia: Davis 1962.

Hartog, J. de: *The Hospital.* New York: Atheneum 1964.
Henderson, L. J.: *The Study of Man.* Philadelphia: University of Pennsylvania Press 1941.
Holmes, O. W.: *Medical Essays.* Boston: Houghton Mifflin 1882.

King, S. H.: *Perception of Illness and Medical Practice.* New York: Russell Sage 1962.
Kissick, W. L.: »Planning, Programming and Budgeting in Health.« *Medical Care* 5 (1967), 201–20.
Knowles, J. H.: *Medical Education and the Rationalization of Health Services: Views of Medical Education and Medical Care.* Herausgegeben von J. H. Knowles. Cambridge: Harvard University Press 1968.
– : *Medical School, Teaching Hospital, and Social Responsability: The Teaching Hospital.* Herausgegeben von J. H. Knowles. Cambridge: Harvard University Press 1966.
– : »The Balanced Biology of the Teaching Hospital.« *New England Journal of Medicine,* 269 (1963), 401–6, 450–5.
– : *The Teaching Hospital: Historical Perspective and a Contemporary View: Hospitals, Doctors, and the Public Interest.* Herausgegeben von J. H. Knowles. Cambridge: Harvard University Press 1965.

Lasagna, L.: *Life, Death and the Doctor*. New York: Alfred A. Knopf 1968.

Lewis, C. E., u.a.: »Activities, Events and Outcomes in Ambulatory Patient Care.« *New England Journal of Medicine*, 280 (1969), 645–9.

Linn, B. S.: »Statistics, Computers and Clinical Judgement.« *Lancet*, 2 (1968), 48–50.

Means, J. H.: »Homo Medicus Americanus.« *Daedalus*, 92 (1963) 701–22.

Mechanic, D.: *Medical Sociology*. New York: The Free Press 1968.

Merton, R. K., u.a.: *The Student-Physician*. Cambridge: Harvard University Press 1957.

MRC Report: »Aseptic Methods in the Operating Suite.« *Lancet*, 1 (1969) 705–10, 763–8, 831–7.

Neurath, P. W., u.a.: »Design of a Computer System to Assist in Differential Preoperative Diagnosis for Pelvic Surgery.« *New England Journal of Medicine*, 280 (1969), 785–90.

Orwell, G.: »How the Poor Die.« *Shooting an Elephant and Other Essays*. New York: Harcourt, Brace 1950.

Piel, G.: *Science in the Cause of Man*. New York: Alfred A. Knopf 1961.

Platt, R.: *The New Medicine and Its Responsibilities: The Humanist Frame*. Herausgegeben von J. Huxley. London: Allen and Unwin 1961.

Powledge, F.: »What Will the Doctors Do for Jean Paul Getty that they won't do for you?« *Esquire* (October 1968).

Russell, P. S.: *Surgery in a Time of Change: The Teaching Hos-*

pital. Herausgegeben von J. H. Knowles. Cambridge: Harvard University Press 1966.

Rutstein, D. D.: *The Company Revolution in Medicine.* Cambridge: MIT Press 1968.

Schuck, H., u.a.: *Nobel, The Man and His Prizes.* New York: Elsevier Publishing Company 1962.

Shattuck, F. C.: »The Science and Art of Medicine – in Some of Their Aspects.« *Boston Medical and Surgical Journal,* 157 (1907); 63–7.

Smith, H. L., u.a.: *Patients, Physicians and Illness.* Glencoe, Illinois: The Free Press 1958.

Weil, A. T.: »Conversations with a Mechanical Psychiatrist.« *Harvard Review,* 3 (1965), 68–74.